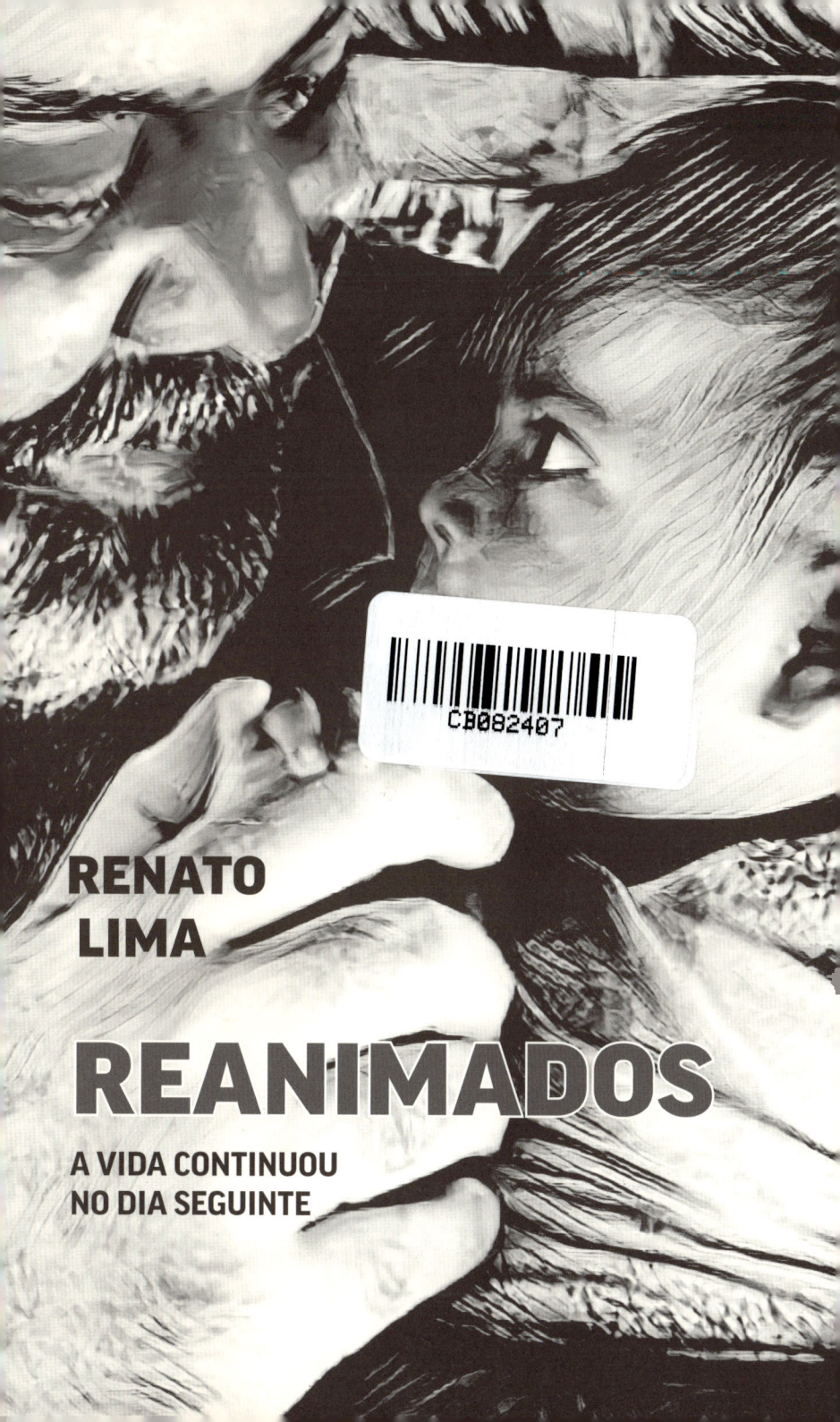

RENATO LIMA

REANIMADOS

A VIDA CONTINUOU
NO DIA SEGUINTE

Copyright© 2022 by Literare Books International.
Todos os direitos desta edição são reservados à Literare Books International.

Presidente:
Mauricio Sita

Vice-presidente:
Alessandra Ksenhuck

Diretora executiva:
Julyana Rosa

Diretora de projetos:
Gleide Santos

Relacionamento com o cliente:
Claudia Pires

Capa, projeto gráfico e diagramação:
Gabriel Uchima

Revisão:
Ivani Rezende

Impressão:
Gráfica Paym

Dados Internacionais de Catalogação na Publicação (CIP)
(eDOC BRASIL, Belo Horizonte/MG)

L732r Lima, Renato.
 Reanimados: a vida continuou no dia seguinte / Renato Lima. –
2. ed. São Paulo, SP: Literare Books International, 2022.
 264 p. : 14 x 21 cm

 ISBN 978-65-5922-470-8

 1. Literatura de não-ficção. 2. Medicina. 3. Gravidez –
Complicações e sequelas. I. Título.

CDD 618.3

Elaborado por Maurício Amormino Júnior – CRB6/2422

Literare Books International Ltda.
Rua Antônio Augusto Covello, 472 – Vila Mariana – São Paulo, SP.
CEP 01550-060
Fone: (0**11) 2659-0968
site: www.literarebooks.com.br
e-mail: contato@literarebooks.com.br

Sumário

PREFÁCIO 7

APRESENTAÇÃO 13

O MÁRMORE SE QUEBROU 21

UMA AMBULÂNCIA NO FUNDO DO RIO 29

CORDEIRO DE DEUS 51

SUPERANDO O PESO DE UM PIANO 67

VOANDO SUSPENSO POR UM BALÃO AZUL 91

UMA SERENATA NO CERRADO 107

O PRIMEIRO SOBREVIVENTE 119

A FORÇA QUE NUNCA SECA 131

RESPIRANDO DENTRO DE UMA CAIXA 147

UM PROTESTO CONTRA AS GABRIELAS 161

A VIDA QUE APERTA E AFROUXA 175

**ERA UMA VEZ UM BÚFALO QUE SÓ
QUERIA FICAR ABRAÇADO** 183

UM ABALO SÍSMICO NO PERU 199

VIDAS, LENÇÓIS E OUTRAS MARAVILHAS 207

RE-NASCER, RE-NASCIMENTO, RE-NATO 217

EM APENAS CINCO MINUTOS 233

VIDAS QUE CONTÊM SONHOS 239

UMA PANELA DE FAZER CUSCUZ 247

"Eu não consigo respirar! Eu não consigo respirar!"

George Floyd,
Minneapolis – Estados Unidos

Em 2020, George Floyd, um homem negro norte-americano, após ser acusado de usar uma nota falsa de 20 dólares, foi algemado, jogado ao chão e teve o seu pescoço estrangulado por oito minutos e 46 segundos pelo joelho de um policial branco, resultando em sua morte por asfixia.

No Brasil, a asfixia interrompe a vida de 4000 recém-nascidos todos os anos, sobretudo nos locais de nascimento das suas regiões mais pobres e remotas.

Frágeis vidas humanas que, assim como George Floyd, agonizam até a morte porque não conseguem respirar...

PREFÁCIO
Por Djalma Luiz Rodrigues

A emoção.

Os primeiros sopros de vida.

Imagens que jamais sairão da mente dos médicos neonatologistas e demais profissionais da saúde, quando cumprem a nobre missão de socorrer vidas tão importantes, em situações tão prementes.

Segundo as estatísticas da Organização Mundial da Saúde (OMS), milhões de bebês morrem no dia de seus aniversários, ou seja, no dia de seus nascimentos. E é justamente nessa hora que surgem as decisões que farão toda a diferença nas vidas e nos sonhos de pais e familiares.

É nessa hora que surgem os pedidos e orações pela saúde de seus filhos e netos.

Foi uma grata surpresa receber o honroso convite para prefaciar este livro. Durante meus 60 anos atuando na área de fabricação de equipamentos médicos neonatais, tive a felicidade de conhecer importantes e dedicados profissionais da saúde. "Heróis de branco, genuínos", como disse a enfermeira do município de Portel, localizado no Estado do Pará.

O doutor Renato Lima foi um pouco além!

Ele é o que chamamos de um "fora do normal", um "ponto fora da curva". Enfrentando precárias condições em centros de saúde improvisados, viagens extenuantes, doenças tropicais, pandemia, péssimas condições de hospedagem, secas e enchentes, conseguiu mudar a história da Neonatologia brasileira. Conseguiu salvar "bebês asfixiados", treinar e capacitar pessoas da área da saúde para, desse modo, replicar sua obra.

O cenário pobre do nosso grande Brasil desestimularia, talvez, qualquer outro profissional, mas nunca o dr. Renato!

Morrer por asfixia... jamais! Obstinado e competente, esteve em cada região desfavorecida de recursos básicos de saúde, levando ensinamentos tão preciosos e capazes de alterar os índices de sobrevida, conforme tão bem demonstrado em sua brilhante tese de doutorado.

Um trabalho que não cessará enquanto "o Brasil pedir socorro", conforme ele mesmo diz, "para que a vida de muitos bebês possa continuar no dia seguinte".

Para que mães possam ter seus filhos de volta aos seus braços.

A sensibilidade do autor se transcende ao máximo quando ilustra capítulos com imagens de santas católicas, bem como as mãezinhas com seus pequeninos. Quanta poesia em prosa!

Quantas lágrimas e emoções foram compartilhadas em locais adversos, distantes, tais como ambulâncias fluviais, aviões, centros de saúde precários e até residências.

Desafio total! Até durante o momento de uma aula num treinamento ocorreu o episódio de uma vida salva!

Durante a convivência com os indígenas... Ele me faz lembrar o pioneirismo do Marechal Rondon e a vida sertanista dos obstinados irmãos Villas Bôas.

O enfrentamento!

A leitura agradável e cativante desta obra altera os sentimentos de qualquer leitor, a cada capítulo, em cada estado percorrido.

> "Minha vida é andar por este país
> Pra ver se um dia descanso feliz
> Guardando as recordações
> das terras onde passei
> Andando pelos sertões e
> dos amigos que lá deixei."
> **(Luiz Gonzaga)**

E deixou mesmo...

Deixou uma esperança no futuro e no comprometimento de profissionais da saúde e no exército, então, formado por eles.

A mudança de atitudes!

E a missão seguirá, sem fim, por certo, como bem cantou Luiz Gonzaga em sua "A vida do viajante".

O dr. Renato tornou-se o viajante da esperança para muitas famílias e seus bebês.

Marcelas, Nicolas, Josués, Bentos e tantos outros tiveram a chance de respirar, porque eram:

"Importantes demais para perdê-los..."

Djalma Luiz Rodrigues,
Diretor Executivo da empresa Fanem Ltda.
Conselheiro titular e ex-presidente da Associação Brasileira da Indústria de Dispositivos Médicos (ABIMO).

APRESENTAÇÃO
Por dra. Tatiana Raquel Selbmann Coimbra

Diante da evidência de que 10% dos recém-nascidos precisam de ajuda para respirar, o autor propôs, em sua tese de doutorado pela Universidade Estadual de Campinas, intitulada: Análise do impacto do Programa de Reanimação Neonatal da Sociedade Brasileira de Pediatria nos Resultados Neonatais da Mesorregião Sudoeste Piauiense, um modelo simples e replicável de intervenção por meio de simulações realísticas e atividades voltadas à atenção ao recém-nascido no local de nascimento, realizada no Estado do Piauí, no período de 2016 a 2020.

Esse modelo envolve a sensibilização de gestores para a provisão de materiais e insumos essenciais, além de treinamentos para médicos, fisioterapeutas, enfermeiros e técnicos de Enfermagem com base nas diretrizes do Programa de Reanimação Neonatal (PRN) da Sociedade Brasileira de Pediatria (SBP), num esforço para reduzir mortes neonatais por meio da normatização de condutas para profissionais de saúde sobre a atenção neonatal.

Essa experiência foi descrita em seu primeiro livro *Uma chance de respirar – Os 60 segundos mais importantes de uma vida –*, cujo selo de *best-seller* lhe foi conferido após sua primeira edição ter sido esgotada ainda durante a pré-venda.

Do êxito da experiência, surgiu a vontade de estender o projeto para outros locais, desde capitais até municípios de difícil acesso, enfrentando várias horas de viagens aéreas, terrestres e fluviais, incluindo atividades de divulgação e intervenção na extensão do projeto.

Foi nesse momento que, atuando como consultora nacional da Organização Pan-Americana de Saúde (OPAS-Brasil), conheci o autor e pude testemunhar que, além de médico pediatra, neonatologista, intensivista pediátrico e instrutor do PRN-SBP, sua alma e coração são gigantes, com consequente sensibilidade singular.

É com essas e muitas outras características que o autor não mede esforços para ir ao encontro dos que mais precisam. De mulheres que, simplesmente por estarem em regiões de difícil acesso, perdem seus bebês, sejam prematuros ou mesmo nascidos a termo, ou aqueles bebês, muitas vezes lutadores que, desde a vida intrauterina, têm grandes desafios e vitórias.

Após o sucesso da obra *Uma chance de respirar*, após cerca de seis meses do seu trabalho em regiões remotas, houve a experiência real da troca de olhares entre o autor e uma criança indígena e, logo, a inspiração para este novo livro: *Reanimados – A vida continuou no dia seguinte.*

Tenho certeza de que todos se deleitarão ao conhecerem histórias como a de um bebê prematuro, com apenas 2.300 gramas de peso, que nasceu, por acaso, durante as atividades realizadas pelo autor na cidade de Santa Inês, interior do Estado do Maranhão. Diante de muita dificuldade para respirar, após um parto cesariano, foi prontamente atendido e salvo por ele após atendimento local, sendo transferido para uma UTI Neonatal do município de Coroatá, localizado a 200 km de Santa Inês.

Do mesmo modo, será difícil conter a emoção ao conhecerem a história do bebê que nasceu durante um treinamento na cidade de Afuá, ilha do Estado do Pará, também prematuro, atendido pelo autor e pela equipe que havia acabado de ser treinada.

Transferido por ele e uma equipe de Enfermagem local para uma UTI Neonatal no município de Macapá, capital do Estado do Amapá, teve a oportunidade de receber os cuidados intensivos necessários.

Como essas, há no livro muitas outras histórias reais de bebês nascidos em regiões de difícil acesso, cujas vidas foram modificadas após a prática de treinamentos instituídos pelo autor.

Por meio de um olhar humanizado, a obra traz a descrição de experiências únicas vividas em vários cantos do País, onde muitas vidas foram resgatadas e tiveram o direito de continuar no dia seguinte.

Dra. Tatiana Raquel Selbmann Coimbra
Organização Pan-Americana de Saúde/
Organização Mundial de Saúde (OPAS/OMS).

Prof. Sérgio Marba,

479 bebês do sertão do Piauí respiraram aliviados após você me conceder um "sim" para uma tese de doutorado. Desde então, a história vem se repetindo em diversos cantos do nosso País! Os seus gestos disseminam amor...

Muito obrigado!

O MÁRMORE SE QUEBROU

"A gente coloca o bebê naquela pia... e faz uma massagem no peito para ele respirar. Mas, às vezes, o bichinho não respira..."

Morrer por asfixia! Não ter uma chance de respirar!

Para muitos recém-nascidos, esse era o destino em algumas regiões do sertão do Piauí.

Aos asfixiados, era concedida a ordem de a vida não continuar no dia seguinte.

O destino para alguns bebês, no entanto, se transformou!

Entre 2016 e 2020, desenvolvi um estudo de intervenção por meio de uma tese de doutorado pela Universidade Estadual de Campinas (Unicamp).

Na condição de médico pediatra neonatologista, recebi o título de doutor em Saúde de Criança e do Adolescente por essa universidade ao final desse trabalho.

Sob a orientação do professor doutor Sérgio Marba, um dos maiores nomes da Neonatologia brasileira, pude ensinar reanimação neonatal a 431 profissionais de saúde do sertão e melhorar a estrutura de alguns locais de nascimento de maternidades públicas da mesorregião sudoeste do Piauí.

Elaborar um projeto de gestão para a estruturação desses serviços foi essencial para a aquisição dos resultados obtidos.

Após um trabalho de campo que durou 120 dias, tive algumas notícias dos bebês reanimados.

E foram várias!

Pelos relatos coletados, 479 bebês, em um ano, receberam algum tipo de ajuda para iniciar a respiração.

"A gente coloca o bebê naquela pia de mármore e faz uma massagem no peito para ele respirar. Mas, às vezes, o bichinho não respira..."

Desde a realização desse trabalho, eles passaram a não mais ser colocados sobre uma pia de mármore, e sim, sobre um berço de reanimação.

E assim, a pia de mármore se quebrou!

Os pulmões passaram a ser ventilados e, desse modo, muitos bebês passaram a respirar!

Foi assim com o Bento, bebê prematuro de 32 semanas de gestação, apenas 1.490 gramas, nascido numa rodovia do sertão do Piauí quando tentava chegar a um hospital localizado no município de Floriano. Chegar a esse destino não foi possível, mas uma equipe de profissionais de saúde de Bom Jesus, treinada nesse estudo de intervenção, conseguiu reanimá-lo a tempo. E, assim, a vida seguiu para o Bento.

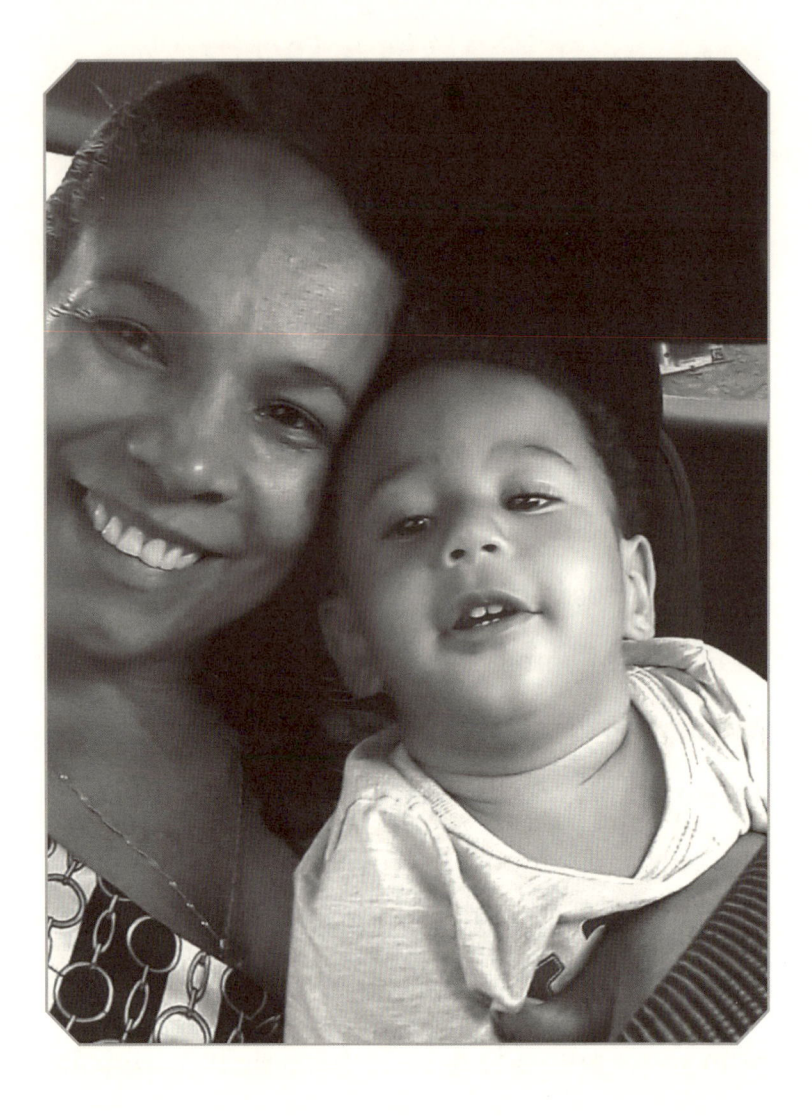

Os relatos humanos vividos por mim durante a pesquisa de campo foram contados no livro *Uma chance de respirar*. As páginas desse livro atingiram vários cantos do País e motivaram o trabalho de muitos profissionais de saúde.

Os resultados obtidos na tese de doutorado, defendida em 2020, rapidamente alcançaram esferas importantes da saúde materno-infantil.

No Ministério da Saúde, uma breve apresentação do trabalho para quem cuida de perto da assistência aos bebês brasileiros fez com que o modelo aplicado no sertão do Piauí alçasse voo!

Um convite para um trabalho de consultoria em Neonatologia pela Organização Pan-Americana de Saúde me levou a lugares prioritários e remotos do nosso País.

Reuniões em Brasília, nossa capital, com representantes da Secretaria de Saúde Especial Indígena (SESAI), Coordenação de Saúde da Criança e Aleitamento

Materno (COCAM) e Estratégia QualiNEO, criada pelo Ministério da Saúde, me deram voz e força.

Dessa forma, pude contribuir com ideias voltadas à redução da mortalidade infantil, sobretudo em seu coeficiente neonatal.

No decorrer de um ano tomado pelas incertezas de uma pandemia pela covid-19, pude ascender profissionalmente e levar, para além das divisas que nos separam de regiões tão remotas, qualidade de vida a muitos bebês.

Foram diversas e longas viagens pelo território brasileiro. Muitas horas de estradas, barcos, navios e de avião.

Alcancei terras indígenas, gente do sertão, populações ribeirinhas do nosso Amazonas, além de regiões fronteiriças.

Pude também contribuir com a saúde neonatal em regiões de grandes centros, como São Paulo, Minas Gerais e Goiás.

O meu trabalho, realizado com muito orgulho em terras piauienses, continuou por esse Brasil que pede socorro!

E assim, a vida de muitos bebês continuou no dia seguinte...

UMA AMBULÂNCIA NO FUNDO DO RIO

"Do lado de fora da sala, os gritos da avó daquela criança ecoavam infinitos pelos corredores..."

Portel é um município brasileiro localizado no Estado do Pará, com população em torno de 60 mil habitantes, um IDH muito baixo e que, embora esteja distante apenas 300 km de Belém, capital do estado, torna-se remoto devido à grande dificuldade de acesso, que se faz pelos rios que o delimitam.

Portel foi um dos primeiros municípios em que atuei, por meio de um projeto destinado a melhoria da assistência neonatal, promovendo a estruturação da sala de parto e capacitação dos profissionais de saúde daquela região.

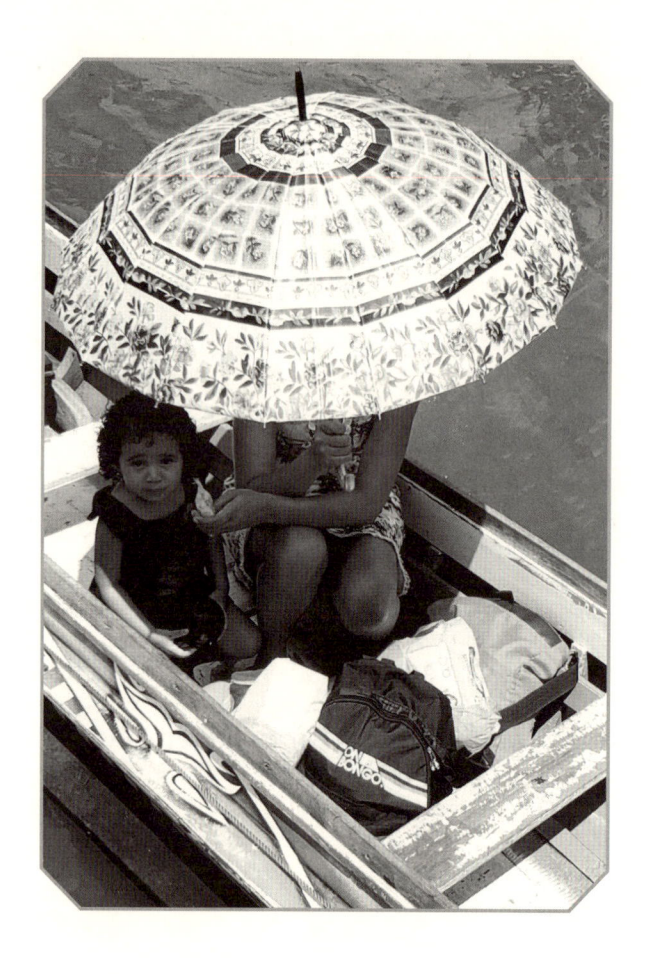

Foram 14 horas de viagem, partindo do porto de Belém, em um barco motorizado, com uma parada no município de Breves para troca de embarcação. Minha permanência em Breves foi muito rápida, mas o suficiente para perceber a miséria daquela região.

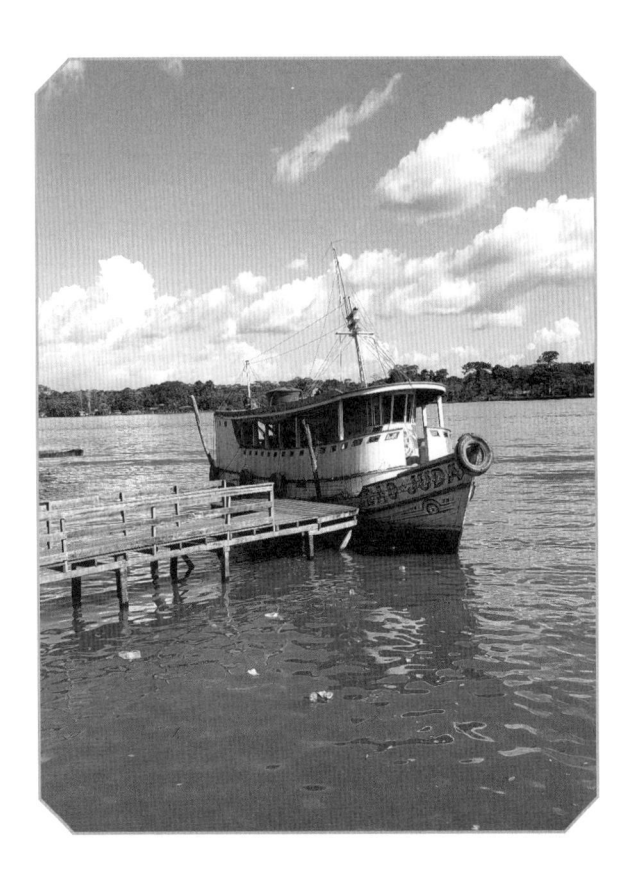

Enquanto esperava o embarque, fiz uma rápida pesquisa sobre esse município pela internet, que logo confirmou aquela minha primeira impressão.

Numa matéria jornalística do G1, li a seguinte notícia: "Breves, no Pará, é a cidade com o maior número de mortes por Covid-19 no Brasil". O subtítulo da matéria informava que o número de mortes havia saltado de um para 34 casos em poucos dias.

Um monumento localizado logo na entrada da cidade, na beira do rio, chamou a minha atenção devido ao seu semblante de tristeza.

Era o monumento Sant'Ana, representando a fé católica do município e uma referência ao período do processo de colonização dos jesuítas. Nesse momento, era como se eu estivesse recebendo as boas-vindas da Senhora Sant'Ana a todo esse projeto que buscava a melhora da assistência aos bebês de Portel.

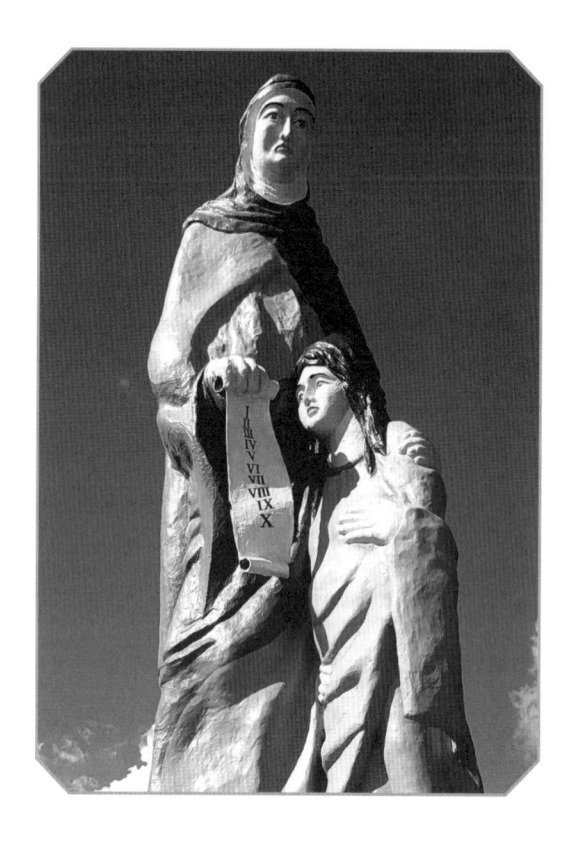

Antes de iniciarmos a segunda parte da viagem, observei atentamente uma senhora cujo aspecto debilitado me causou desalento. Ela percorreu aquela embarcação pedindo qualquer forma de ajuda para sua filha que sofria de leucemia. Dizia que não tinha condições financeiras para realizar o tratamento dessa doença em

Belém, e que, por esse motivo, manteria a filha em casa sob os seus cuidados.

Ao se aproximar do meu assento, retirou a fotografia de sua filha de uma bolsa e a expôs àqueles passageiros. Fixei o olhar naquela imagem e concluí a veracidade daquele apelo.

A filha tinha um semblante também muito debilitado, olhar triste, manchas de extravasamento sanguíneo pelo corpo e uma palidez cutânea característica daquela doença. Um rapaz que estava sentado ao meu lado comentou:

"Ela está aqui todos os dias pedindo. A filha dela está morrendo mesmo, mas não ajudo mais! Ela tem que procurar as autoridades. Mas sei que não vai adiantar! Ninguém se preocupa com uma pessoa com leucemia nesse lugar!"

Em Portel, pude contar com o apoio de uma equipe de profissionais da Secretaria de Estado da Saúde do Pará, além da dra. Tatiana Coimbra e uma equipe de filmagem encaminhada pela Organização Pan-Americana de Saúde para a realização de um pequeno documentário a partir das imagens que seriam captadas nessa viagem.

Apesar da exaustão na chegada, não tive muito tempo para descanso. Um banho numa pousada muito simples da cidade e logo partimos para a Câmara dos Vereadores para uma abertura oficial do projeto.

Autoridades do município nos aguardavam. Vereadores, vice-prefeita, imprensa local, além de 30 profissionais de saúde que participariam da capacitação, incluindo enfermeiros e técnicos de Enfermagem do Serviço de Atendimento Móvel de Urgência (SAMU) terrestre e fluvial local.

Na abertura, fiz uma apresentação que mostrou todo o meu trabalho realizado no sertão do Piauí. Todos os participantes foram presenteados com o livro *Uma chance de respirar*. Essa foi a melhor estratégia para que todos entendessem que nossa maior expectativa era levar uma chance de respirar aos recém-nascidos de Portel.

Um coquetel finalizou o evento. Ao conceder uma entrevista para uma TV local, percebi o técnico de filmagem visivelmente emocionado. Ao me aproximar e lhe presentear com um livro, segurou na minha mão e disse que, durante a minha apresentação, havia sentido a presença de Deus naquele local. Disse ainda que estava cursando Enfermagem e que eu havia despertado nele o desejo de atuar na Pediatria para poder salvar crianças. Finalizamos a conversa com um abraço.

No dia seguinte, iniciamos o trabalho de capacitação dos profissionais de saúde. Nenhum médico estava presente, apenas enfermeiros e técnicos de Enfermagem. Mesmo sabendo da importância do profissional médico nos locais de nascimento, a expectativa pela melhora da assistência aos recém-nascidos era muito alta, afinal, desde a minha experiência no sertão do Piauí, passei a divulgar – e, assim, fortalecer – a atuação dos profissionais de Enfermagem, sobretudo em regiões tão remotas cuja assistência médica especializada se faz tão deficiente.

Numa sala ampla, localizada no hospital do município, montei várias mesas com todos os materiais necessários para se reanimar um bebê, além de seis manequins de recém-nascidos.

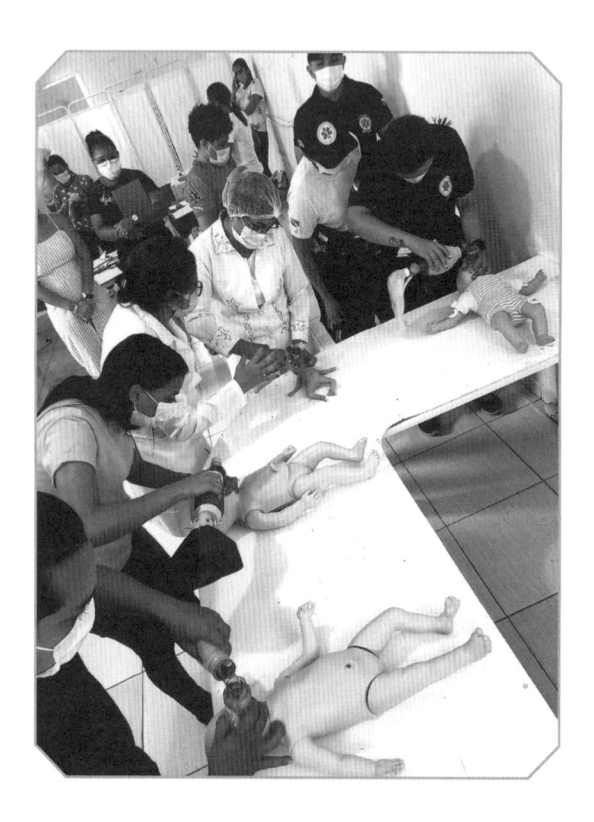

A necessidade das capacitações e de uma gestão hospitalar voltada à melhoria da estruturação da sala de parto já havia sido confirmada em reuniões on-line com as equipes de Portel, nas quais identificamos uma grande deficiência de materiais da sala de parto, conforme a normatização da Portaria 371 de 2014 do Ministério da Saúde.

Eram apenas 21% dos materiais necessários, dados estatísticos muito similares àqueles identificados nas regionais de saúde do sertão do Piauí.

Desde a minha chegada ao município e, durante os dois dias das capacitações, pude contar com o apoio da Secretária Municipal de Saúde, Simone. Sendo enfermeira por formação, também participou dos treinamentos e, estando à frente da gestão municipal, demonstrou muito interesse e empenho na transformação daquele serviço.

Kylmayr Cardoso, enfermeiro e diretor do hospital, também participou intensamente de toda a ação, fortalecendo a minha convicção de que a transformação da assistência neonatal estava muito próxima.

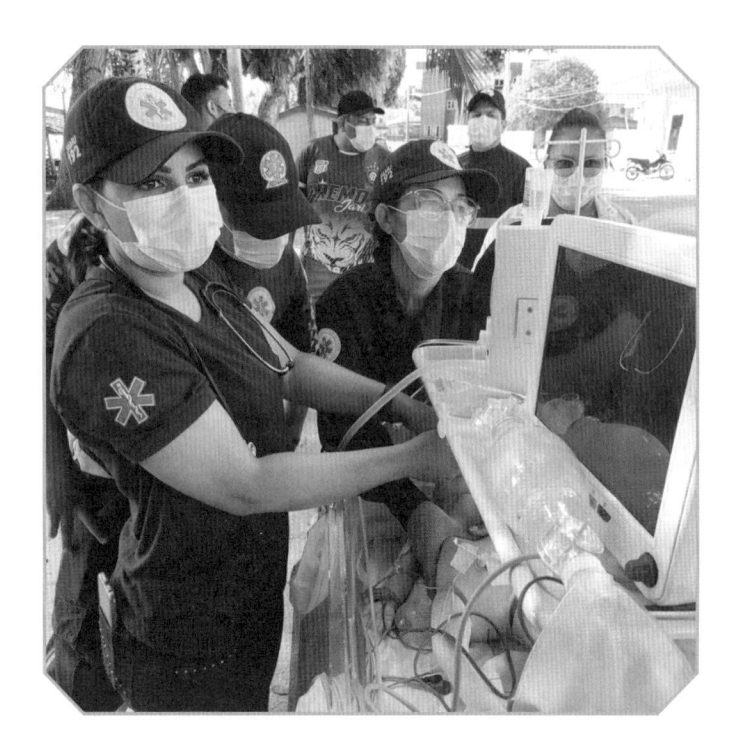

Após uma manhã repleta de atividades com 14 profissionais de saúde, finalizamos aquela etapa com uma simulação de transporte de alto risco.

Na simulação, um prematuro tardio que havia nascido com dificuldade para respirar necessitou de ventilação por pressão positiva sob máscara facial e máscara laríngea, além de cateterismo umbilical, monitorização e transferência para uma unidade neonatal. Realizamos a simulação do transporte terrestre até o porto da cidade e, na sequência, o transporte fluvial.

Toda a logística necessária para a etapa fluvial do transporte foi uma das mais difíceis que realizei desde que me tornei instrutor do curso de Transporte do Recém-Nascido de Alto Risco da Sociedade Brasileira de Pediatria, em 2012.

Tudo ali parecia impossível!

O acesso da ambulância ao porto, um barco motorizado que não me transmitia segurança, uma escada íngreme de madeira para o acesso ao barco, corredores estreitos pelo rio devido ao acúmulo de navios abandonados e estruturas de madeira de um *deck* que denunciava a falta de manutenção.

Esse era o cenário para a preservação da vida de um bebê submetido a um transporte. Nesse momento, eu já não mais ensinava, e sim, aprendia. Foi surpreendente a garra e organização dos profissionais do SAMU.

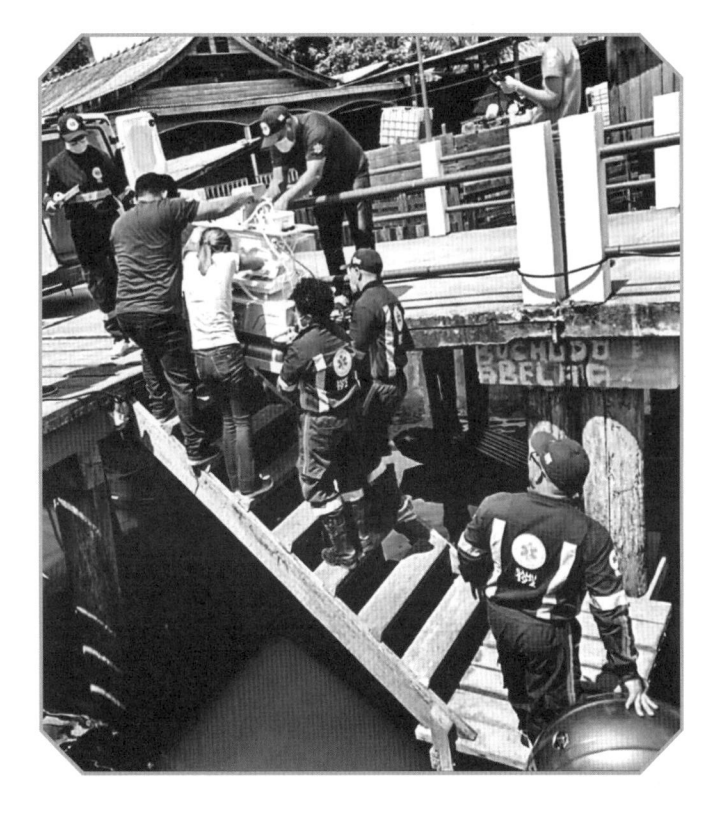

Em nenhum momento, a equipe falhou nas estratégias necessárias para manter a estabilização simulada daquele manequim neonatal. Após vencermos todas essas dificuldades, percorremos um trecho do rio em alta velocidade. Em determinado momento, pedi que o condutor parasse a lancha para simularmos uma intercorrência. Naquela oportunidade, simulamos uma parada cardiorrespiratória e todos os procedimentos necessários para a sua reversão: massagem cardíaca, ventilação por pressão positiva, infusão de adrenalina e expansor de volume. Após alguns minutos, o bebê restabeleceu sua frequência cardíaca e saturação de oxigênio. E assim, mais aliviados, seguimos a viagem...

Naquele mesmo dia, ouvi uma história surpreendente contada pelo enfermeiro coordenador do SAMU. A "ambulancha", lancha adaptada no formato de uma ambulância, havia sido roubada um tempo atrás. Uma quadrilha havia simulado uma chamada de urgência, conseguindo atrair, dessa forma, a equipe de profissionais do SAMU.

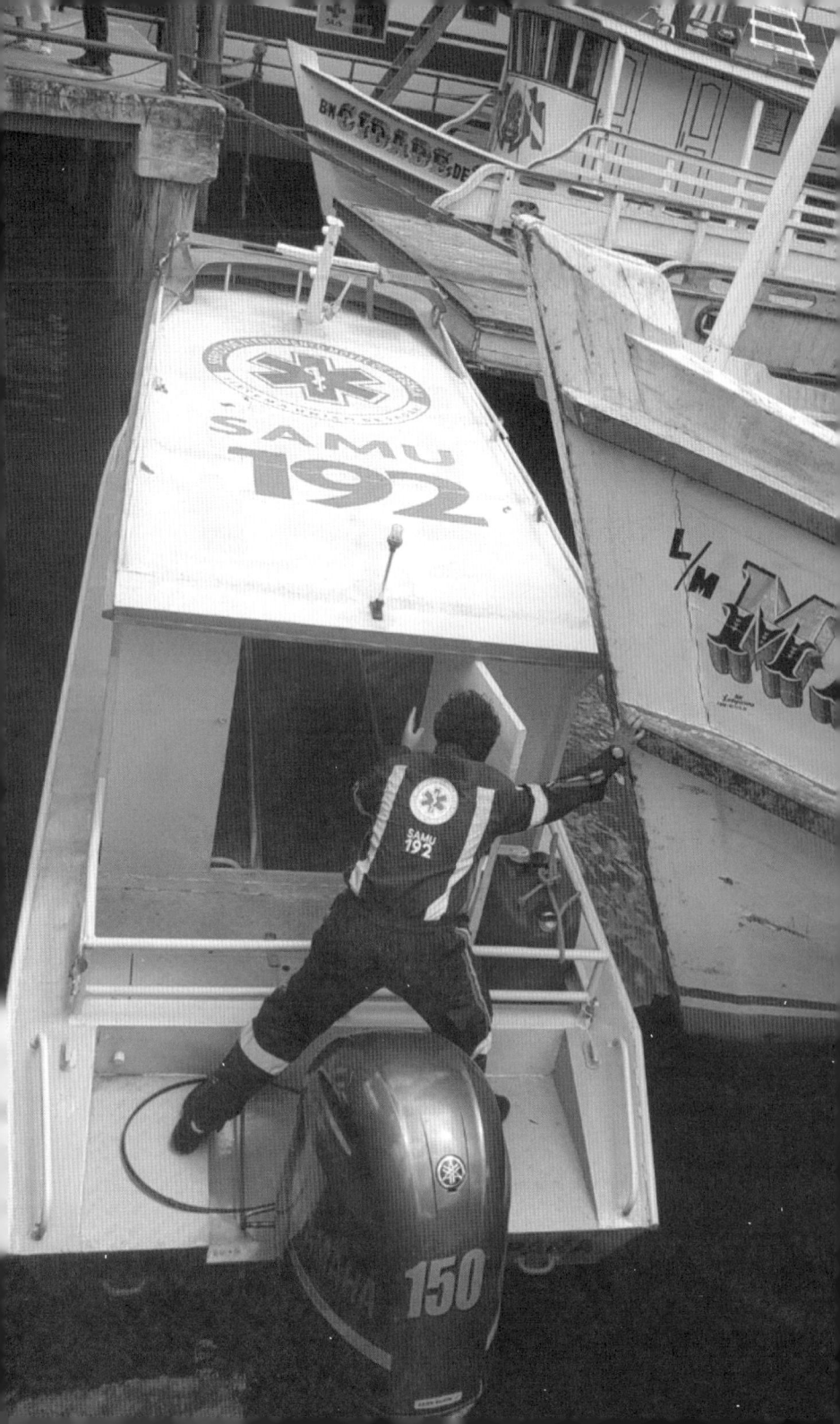

Rendidos pela quadrilha, foram abandonados em uma ilha não habitada localizada no meio da imensidão daquele rio.

A "ambulancha" foi levada, o seu motor foi retirado e a embarcação foi naufragada propositalmente para que não fosse mais encontrada. O coordenador do SAMU, ao perceber a demora da equipe no retorno à base, saiu à procura da embarcação.

Já era noite, o que tornou a busca ainda muito mais difícil. A equipe sequestrada percorreu aquela ilha em busca de socorro. Após algumas horas de busca, foi localizada na madrugada do dia seguinte. Algum tempo depois, o chefe da quadrilha foi capturado, a "ambulancha" foi localizada no fundo do rio, passou por uma restauração e hoje atende às solicitações de transporte do município.

Durante o período da tarde desse mesmo dia, enquanto realizava a segunda parte dos treinamentos, fui chamado por um enfermeiro. No pronto-socorro do hospital havia dado entrada uma criança grave com apenas quatro anos de idade. Ela estava com um quadro de malária diagnosticada havia dez dias. O seu quadro clínico era muito grave. Havia uma grande instabilidade hemodinâmica com necessidade urgente de uma hemotransfusão. Mas como conseguir uma bolsa de sangue para aquela criança naquela região tão remota?

Era preciso uma transferência urgente!

O SAMU foi acionado, a criança foi intubada, sedada, mas, enquanto aguardava a transferência, não resistiu e morreu!

A reanimação durou quase 30 minutos. Por complicações daquela reanimação, e do seu estado extremamente grave, realizei uma drenagem torácica de forma muito improvisada. Para realizar a massagem cardíaca, foi preciso subir naquela maca. Sem perceber, tive meu avental e roupas banhados por sangue!

O silêncio naquela sala de emergência, após a sua morte, era devastador!

Do lado de fora da sala, os gritos da avó daquela criança ecoavam infinitos pelos corredores...

Após constatar o óbito, lembrei de situações semelhantes que vivenciei no sertão do Piauí...

Diante da grande responsabilidade de capacitar todos aqueles profissionais, eu sequer tive tempo para vivenciar o luto daquela perda. Era preciso respirar, acalmar meu coração e seguir as capacitações.

Fui até o hotel e, após um banho demorado e alguns minutos de reflexão, retornei ao hospital e dei continuidade a todo aquele trabalho.

No segundo e último dia dessa primeira etapa do projeto, organizamos três turmas para uma sequência de simulações realísticas. Estrategicamente, não havia cadeiras naquele espaço destinado aos treinamentos. Montamos uma sala de parto simulada com todos os materiais necessários e um berço de reanimação.

Na simulação, todos estavam de plantão em um dia no qual a sala de pré-parto estava repleta de gestantes aguardando pelo momento do nascimento dos seus filhos. Rapidamente, houve uma sucessão de partos simulados exigindo um desempenho muito ágil de todos.

A atuação das equipes foi surpreendente!

A cada simulação de nascimento, três participantes assumiam a assistência neonatal, tomavam decisões acertadas, rápidas e, assim, salvavam todos os bebês.

Os plantões simulados eram finalizados com aplausos, sorrisos, *selfies*, agradecimentos e, principalmente, muita esperança de que o final feliz das simulações, em breve, seria o mesmo na vida real dos futuros bebês de Portel.

A volta para Belém teve início com o pôr do sol.

Foram duas horas de lancha até Breves e mais 12 horas em um navio até a capital do estado. De Belém a São Paulo, foram mais dez horas, entre a espera para o embarque e o voo.

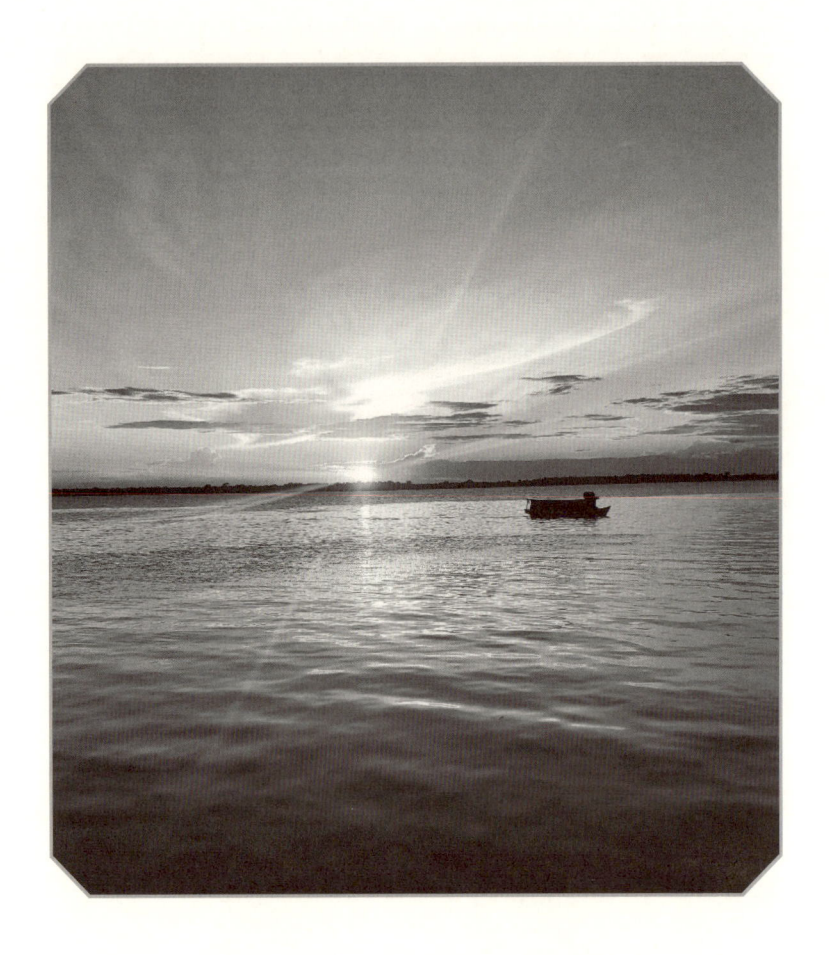

Dentro de uma aeronave, enquanto aguardava a decolagem para São Paulo, li uma mensagem nas redes sociais, enviada por uma enfermeira de Portel, que me emocionou:

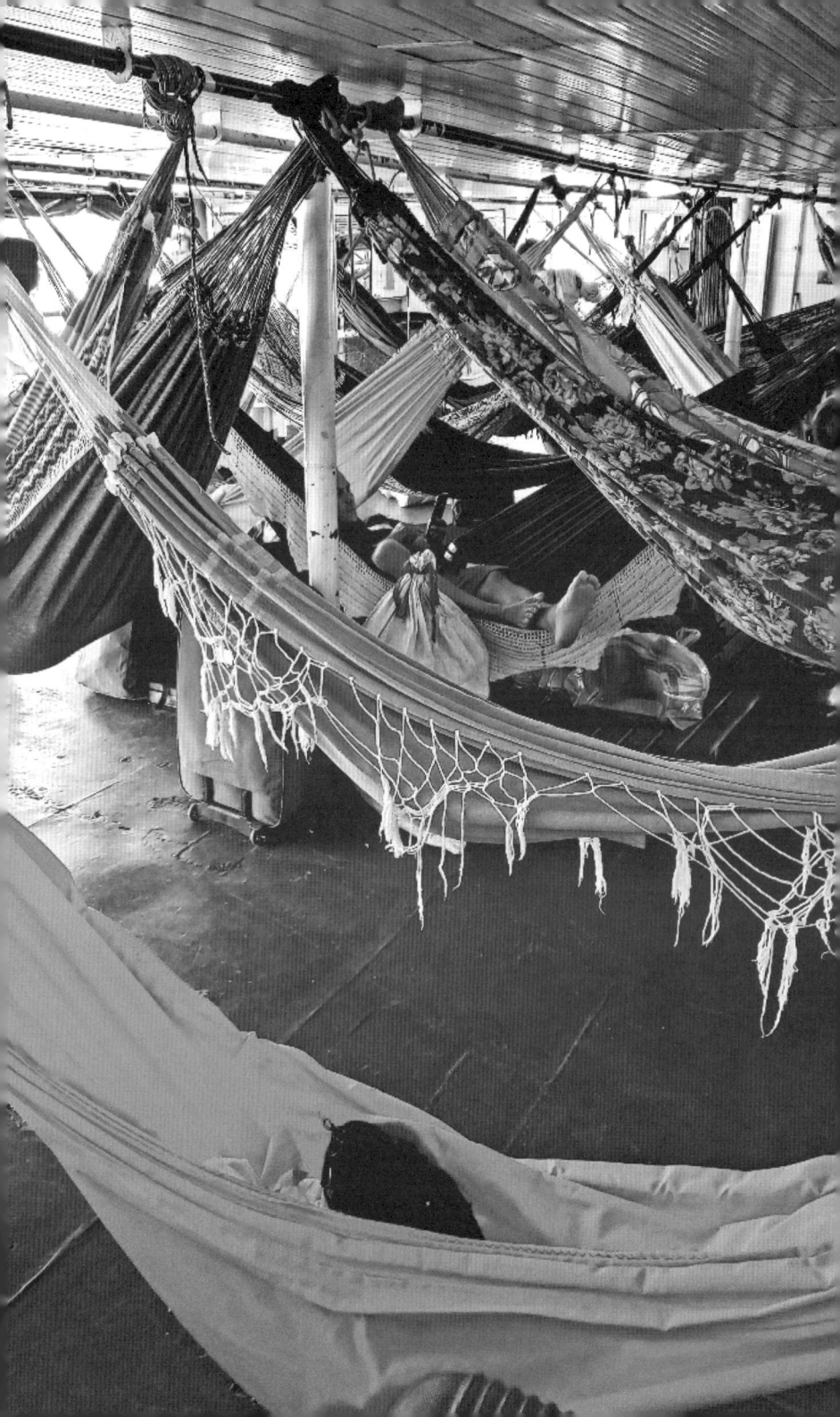

"Só gratidão por tudo que nos foi repassado nesses dois dias. Estávamos no escuro e o senhor acendeu uma luz. Que Deus abençoe sua vida e sua equipe. Eternamente grata!" (Jeany Cardoso, enfermeira obstetra de Portel).

Nesse momento, em meu coração, os gritos daquela avó pela perda do seu neto começaram a perder forças!

E aquele som, que ainda ecoava de forma tão intensa em mim, foi desaparecendo...

CORDEIRO DE DEUS

> "Eu segurava o bebê de cabeça
> para baixo e batia nas suas costas para
> que ele pudesse respirar."

A caminho do hospital, o motorista do veículo que nos conduzia apontou para a imagem de Santa Inês. Pedi que parasse o carro para que eu pudesse me aproximar dela.

Ali estava uma linda imagem sob o sol escaldante do Maranhão.

Um cordeiro descansava em seus braços e, em uma de suas mãos, uma folha que mais tarde eu entenderia o significado: um lírio simbolizando a sua pureza.

O cordeiro simbolizava Jesus Cristo na vida de uma jovem de apenas 13 anos decapitada no ano de 317 somente porque decidiu consagrar a sua pureza para Deus.

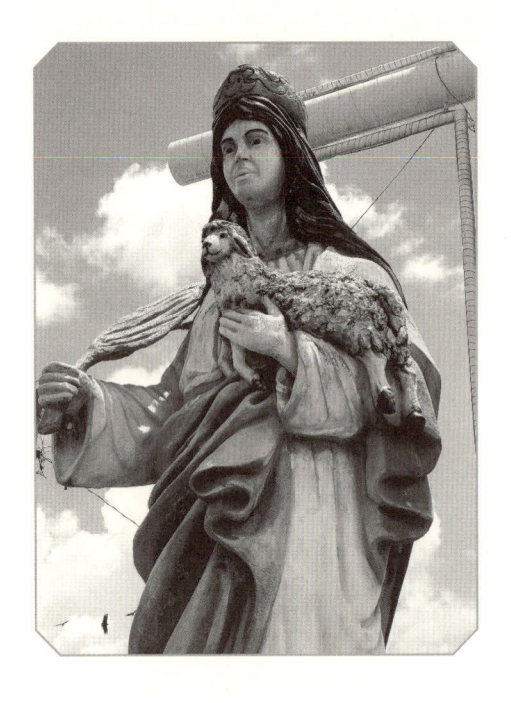

Santa Inês é também o nome do município localizado a cerca de 250 km de São Luís, capital do Estado do Maranhão, escolhido para a realização do meu projeto em parceria com a Organização Pan-Americana de Saúde e a Secretaria de Saúde daquele estado.

Desembarquei no Maranhão dois dias antes de viajar para Santa Inês. Após uma apresentação do meu trabalho para um grupo técnico da Secretaria de Estado da Saúde, pegamos a estrada no início daquela tarde.

Diante de muitos trechos em péssimas condições, somente após cinco horas de viagem chegamos a Santa Inês. Apesar de todas essas dificuldades, a beleza de algumas barracas que vendiam frutas amenizava a viagem.

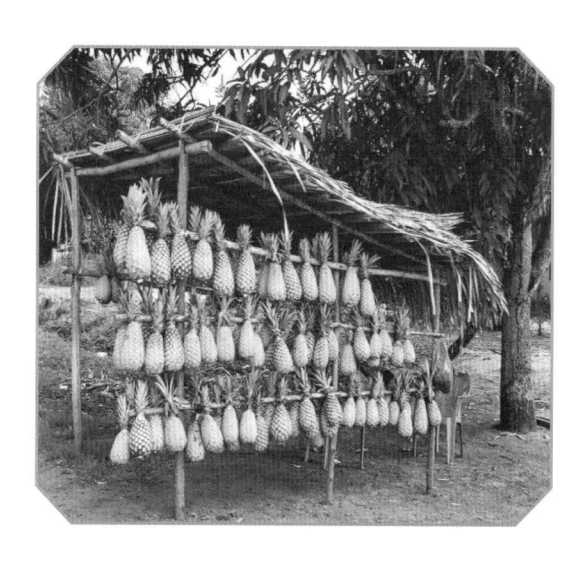

No dia seguinte, em um auditório, pude apresentar o trabalho desenvolvido no Estado do Piauí a um grupo de profissionais de saúde do hospital público da cidade.

A emoção regeu aquele momento!

Para mim, era nítido que aquela apresentação havia causado um processo de identificação muito forte entre aqueles profissionais e os relatos comoventes da assistência aos bebês do sertão do Piauí.

"Obrigado por tudo, doutor Renato! O seu exército foi montado."

Ao projetar essa frase, dita por uma enfermeira obstetra do Piauí, logo após finalizar os trabalhos em São Raimundo Nonato, com a voz embargada pela emoção, discorri:

"Agora, chegou a vez do Maranhão! Por isso, convido a todos os presentes a serem membros do meu novo exército".

Os aplausos, nesse momento, invadiram aquele auditório e encheram o meu coração de alegria. Foi muito difícil conter as lágrimas!

Ao final da apresentação, uma técnica de Enfermagem, ainda muito emocionada, relatou a sua luta para salvar um bebê asfixiado:

"Na ambulância, no caminho para São Luís, ele convulsionava de instante em instante. Eu segurava o bebê de cabeça para baixo e batia nas suas costas para que ele pudesse respirar. Foi assim até chegar ao hospital. Hoje ele é uma criança linda e se chama Mateus".

Nesse momento, buscou uma foto do bebê em seu celular e expôs a imagem para todos os presentes. Como não se emocionar com esse relato?

Sentada bem à frente daquele auditório, outra técnica de Enfermagem, também muito comovida, relatou o transporte de outro bebê asfixiado. Pelas estradas, ela tentava ventilar o pulmão daquele bebê somente com uma máscara e um balão autoinflável.

A sirene da ambulância estava quebrada, por esse motivo, outra técnica de Enfermagem gritava pela janela pedindo para que os carros saíssem da frente. Todo o esforço, no entanto, infelizmente foi em vão, pois constataram o óbito daquele bebê ainda antes da chegada ao hospital de destino.

Após ouvir inúmeros relatos daquela equipe, seguimos para o hospital da cidade. Um grupo formado por mim, além de representantes da Organização Pan-Americana de Saúde e Secretaria de Estado da Saúde do Maranhão, faria uma visita de prospecção à sala de parto do município.

Percorrendo os corredores do hospital, fui tomado por um grande desalento diante daquela estrutura hospitalar tão precária. Alguns pacientes, no entanto, apesar de todo o sofrimento de suas internações, me transmitiam perseverança e fé diante de sorrisos contidos e brilho em seus olhos.

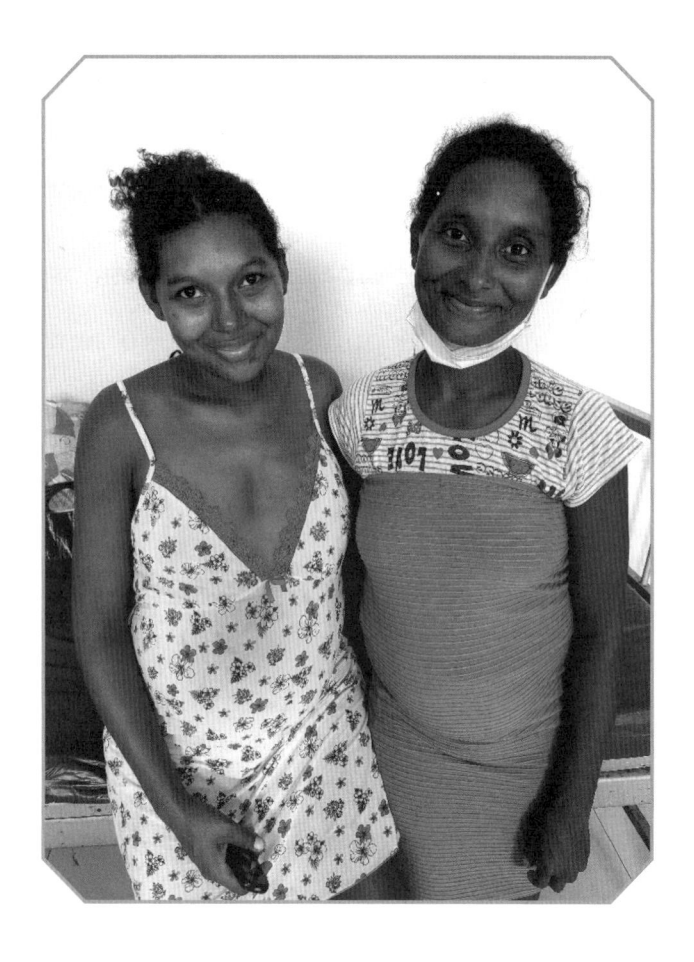

A visita à sala de parto foi muito promissora. Sugeri mudanças na estruturação daquele local, anotadas pelos membros da direção, avaliei as condições de funcionamento de alguns aparelhos aparentemente danificados e organizamos um espaço físico para os treinamentos das equipes, programados para minha próxima ida a Santa Inês.

Na enfermaria do alojamento conjunto, local em que mãe e filho permanecem unidos, um bebê com apenas 14 horas de vida, 36 semanas de gestação e apenas 2.300 gramas de peso parecia apresentar muita dificuldade para respirar após um parto cesariano.

Era o Josué!

Ele estava recostado em sua mãe, seus lábios e membros estavam cianóticos, a respiração parecia superficial e eram marcantes os sinais de esforço respiratório.

A gemência do Josué impressionava!

A sala de parto de Santa Inês não tinha nenhuma estrutura para o suporte de um bebê grave naquele momento.

Ao lembrar que em minha mala de materiais havia um ventilador mecânico manual com a

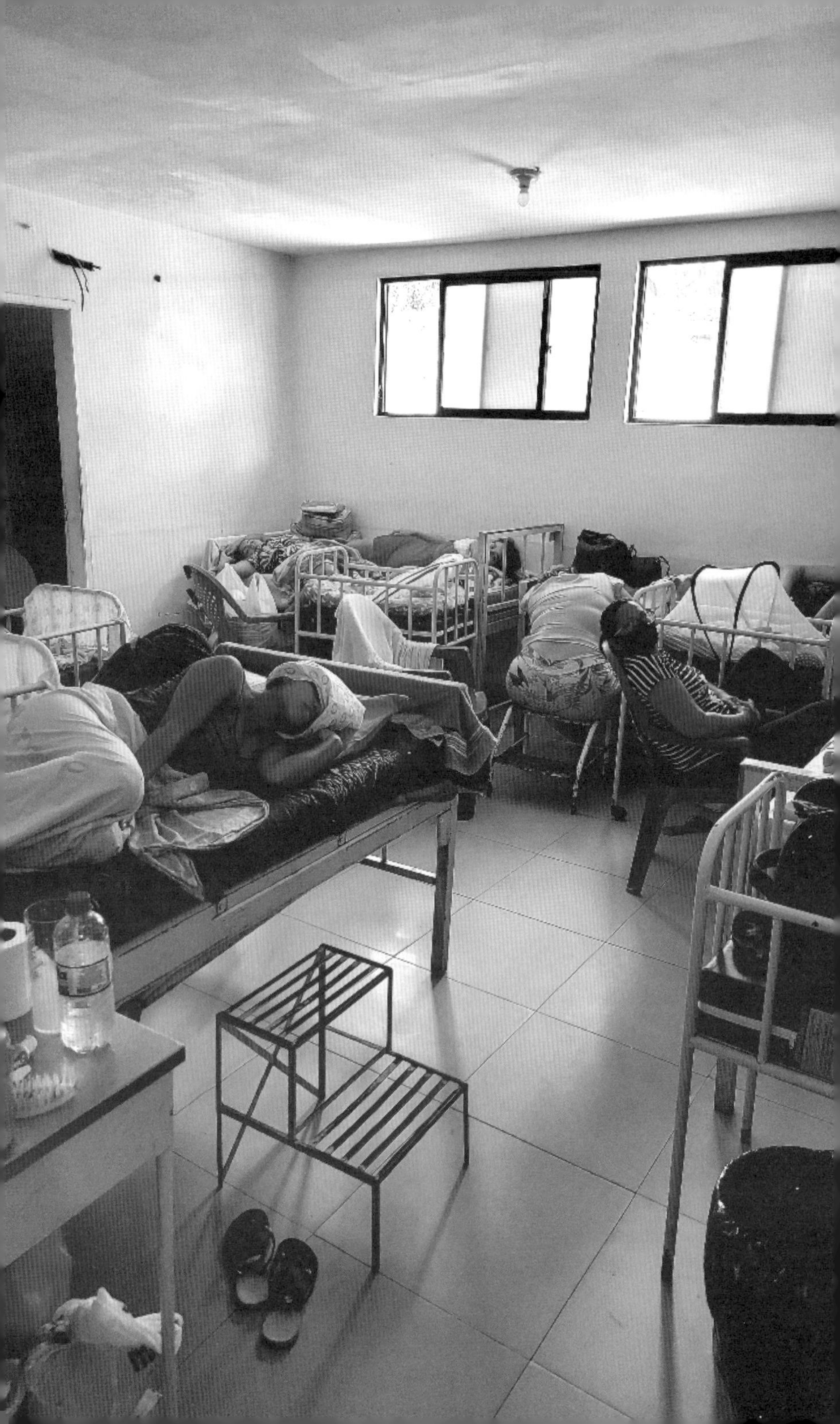

peça em T, utilizado nas simulações realísticas durante os treinamentos, além de materiais necessários a uma reanimação avançada, com a ajuda da enfermeira Lisyane, consultora da Organização Pan-Americana de Saúde e Morganne, técnica da Secretaria de Saúde do Maranhão, rapidamente transferimos o bebê para a sala de parto para um atendimento de emergência. Com o meu aparelho manual, foi possível iniciar uma ventilação não invasiva chamada CPAP (Pressão Positiva Contínua das Vias Aéreas) sob máscara.

Apesar de não haver nenhuma possibilidade de monitorizá-lo, identificamos rapidamente uma melhora do seu quadro clínico. A melhora, no entanto, não foi suficiente, de modo que adiamos nosso retorno a São Luís por algumas horas.

Era impossível sair de Santa Inês naquele momento!

O tempo passou e o quadro foi se agravando. Preocupado com a piora do padrão respiratório, decidi pela intubação do bebê. Após o procedimento, Josué respirava mais aliviado!

Pedi que a equipe técnica da Secretaria de Saúde do Maranhão realizasse a solicitação de uma vaga em uma UTI Neonatal. Em poucos instantes, estávamos comemorando a garantia de uma vaga em uma UTI localizada a 200 km de Santa Inês, no município de Coroatá.

Iniciamos a organização para a realização do transporte do Josué, apesar da grande dificuldade pela falta de materiais, como uma incubadora de transporte e um ventilador eletrônico.

A ambulância não tinha equipamentos de uma UTI móvel. Desse modo, improvisamos uma estratégia de emergência.

Josué viajou numa maca para adultos. O cinto de segurança eram as mãos do João, enfermeiro do SAMU local. O suporte para o meu ventilador mecânico eram as mãos da técnica de Enfermagem Rose. A enfermeira Lisyane também colaborou para a organização e execução do transporte.

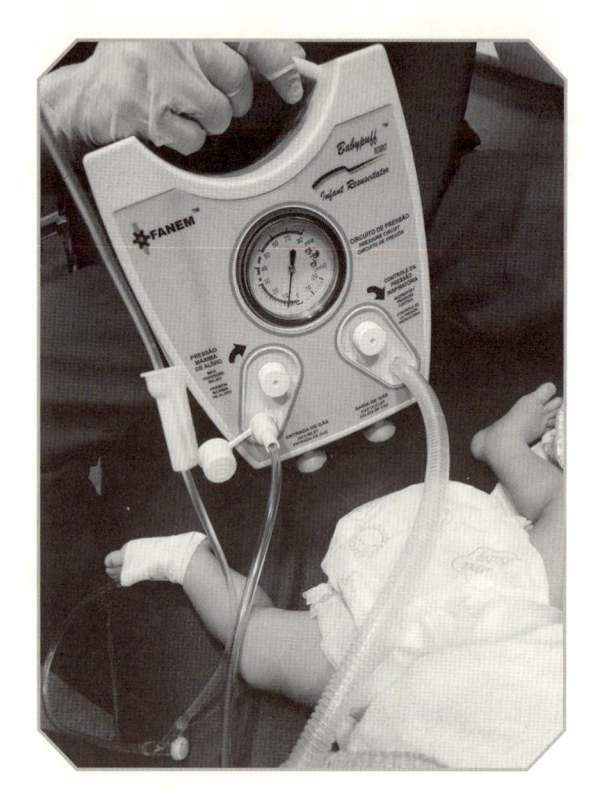

Dois carros da Secretaria de Estado da Saúde seguiam a ambulância levando a equipe de apoio do Maranhão e a dra. Tatiana Coimbra, consultora nacional da Organização Pan-Americana de Saúde.

Logo na saída, após percorrer um trecho muito curto, um grande susto!

Josué apresentou uma convulsão.

Era a certificação de que há muitas horas havia faltado oxigênio durante a sua respiração pouco efetiva. Durante o episódio, a cânula se desprendeu e o Josué parou de respirar. Paramos a ambulância para reintubá-lo. Para a realização do procedimento, precisei deitar no chão da ambulância, enquanto o enfermeiro João infundia uma dose alta de fenobarbital para o controle da convulsão.

Solucionada a intercorrência, retomamos a viagem.

Foram quatro horas difíceis de muita angústia e incertezas. Em outro momento, uma freada brusca do veículo arremessou Josué e toda a equipe para a parte mais dianteira daquele compartimento. O enfermeiro João, nesse momento, foi muito assertivo ao utilizar o seu próprio corpo para proteger o bebê e o ventilador.

Durante vários momentos da viagem, observei atentamente os procedimentos realizados por aquela equipe de Enfermagem. Rose e João, em todas as situações, agiam com delicadeza e muita responsabilidade.

Desde 2012, sou instrutor do curso de Transporte do Recém-Nascido de Alto Risco pela Sociedade Brasileira de Pediatria. Mesmo com uma vasta experiência, após ter realizado treinamentos para centenas de profissionais de saúde no Estado de São Paulo, com o João, aprendi um pouco mais sobre como transportar de um modo seguro um paciente grave diante de condições tão precárias.

Apesar de todas as dificuldades, chegamos a Coroatá com boas expectativas para a vida de Josué.

O bebê foi acomodado em um leito de UTI Neonatal e todos nós respiramos aliviados.

No saguão do hospital, comemoramos o sucesso da transferência. Rose e João retornaram a Santa Inês. Eu e minha equipe iniciamos uma longa viagem de volta a São Luís.

Aquela viagem ocorreu durante grande parte da madrugada. Exaustos, seguimos direto para o aeroporto.

Às cinco horas da manhã, embarquei com destino a São Paulo.

Ao fechar os olhos para um momento de descanso na aeronave, fui tomado pela imagem de Santa Inês.

Nos braços da Santa, um cordeiro!

Em meus braços, o Josué...

SUPERANDO O PESO DE UM PIANO

> "A criança morreu porque
> o peixe vingou nela!"

Uma mulher e sua filha desembarcam numa praia após uma extenuante viagem de barco. Na bagagem, um imenso piano, instrumento que representa toda a paixão dessa mulher pela música.

A viagem se deu da Escócia para as florestas da Nova Zelândia, recém-colonizada, devido a um casamento arranjado. Ao desembarcar, porém, a mulher não simpatiza com o suposto marido, que se recusa a carregar aquele piano por considerá-lo supérfluo. E, assim, o instrumento é abandonado nas areias daquela praia deserta.

Num segundo momento, após o piano ser vendido para um índio maori, em troca de terras, um grupo de nativos o carrega pelas trilhas de uma floresta úmida e sombria.

A mulher e sua filha viajam por essas trilhas junto com um grupo desses nativos. Os vestidos e botas encharcados pela chuva e sujos de lama retratam todo o drama dessa estória.

As imagens daquela floresta sombria, com trilhas lamacentas e íngremes em período chuvoso, nunca saíram da minha memória...

Uma das primeiras frases dita por aquele homem àquela mulher e sua filha, também não:

"Preparem-se para uma viagem difícil. Os arbustos rasgam as roupas e há lugares cheios de lama".

Assim que desembarquei na segunda maior reserva indígena brasileira formada por índios da etnia ticuna, localizada no extremo Amazonas, região da tríplice fronteira entre Brasil, Colômbia e Peru, foram justamente essas imagens do filme *O piano*, produção neozelandesa, coproduzida pela Austrália e França em 1993, que me vieram à mente.

Na minha bagagem não havia um piano, mas algo ainda mais pesado do que ele: a incumbência de conviver com índios e profissionais da saúde indígena por alguns dias, com o objetivo de estudar toda a assistência aos recém-nascidos e, assim, contribuir, num segundo momento, com treinamentos e protocolos assistenciais elaborados para aquelas equipes de acordo com a realidade local.

A época era de muita chuva, estradas e trilhas alagadas, além de muita lama. Por esse motivo, em minha mala havia botas de cano alto, capa de chuva e um frasco de soro antiofídico, afinal, após pesquisar sobre a região, soube que, nessa época, eram comuns os acidentes ofídicos, sobretudo por serpentes da espécie jararaca.

Foram cerca de quatro horas de barco de Tabatinga até o polo-base da reserva indígena Alto do Rio Solimões.

Ao desembarcar, o primeiro desafio foi subir com todas aquelas malas por uma escada de madeira muito íngreme, apoiada em uma encosta lamacenta.

Próximo dali, foi possível avistar um grupo de cinco crianças descendo aquela ribanceira em direção à margem daquele rio de águas escuras e barrentas. Inacreditavelmente, a despeito de toda aquela dificuldade, uma delas carregava no colo um filhote de cachorro.

Por alguns minutos, fiquei inerte com aquela cena. Uma delas aparentava ter apenas três anos de idade. Em poucos minutos, alcançaram a margem do rio e se atiraram na água.

Ao perceberem a minha presença, algumas se aproximaram e me presentearam com um tímido sorriso.

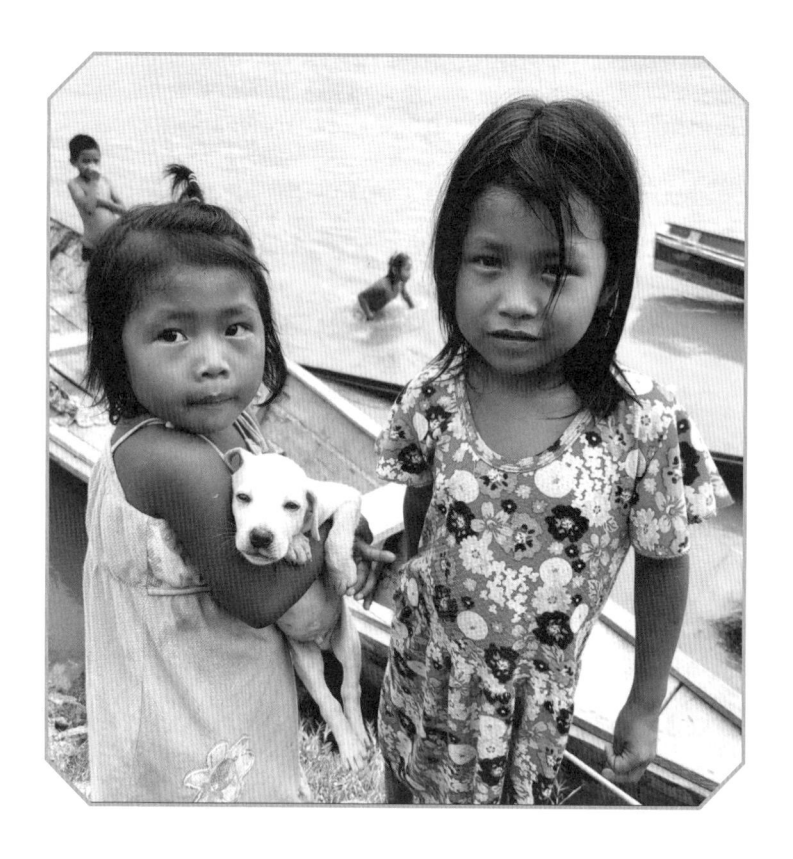

Cheguei ao polo-base muito exausto, suado e sujo de lama. Após me hospedar naquele abrigo muito simples, a equipe de profissionais de saúde responsável por aquele distrito indígena se reuniu para que eu me apresentasse.

A equipe era formada por um médico, um odontólogo, um psicólogo, uma nutricionista, alguns enfermeiros e alguns técnicos de Enfermagem.

Nesse encontro, pude contar um pouco sobre minha trajetória por esse País levando conhecimentos a profissionais de saúde sobre a assistência neonatal.

Após um almoço e um rápido banho, pude conhecer a unidade básica de saúde referenciada para toda aquela população indígena.

Ao chegar à unidade básica, duas crianças aguardavam atendimento. Uma delas, com apenas dois anos de idade, tinha um grão de feijão obstruindo sua narina esquerda, causando muito inchaço nos tecidos do seu nariz. Utilizando técnicas improvisadas, pude retirá-lo com a ajuda de um enfermeiro.

Outra criança apresentava múltiplos abscessos pelo corpo, um dos quais necessitava de drenagem imediata. Junto com dois enfermeiros, foi possível solucionar também esse caso.

Observando as pessoas que caminhavam em meio àquele barro, fiquei impressionado com a imagem de uma senhora sustentando com a sua própria cabeça o peso de um cesto repleto de frutas.

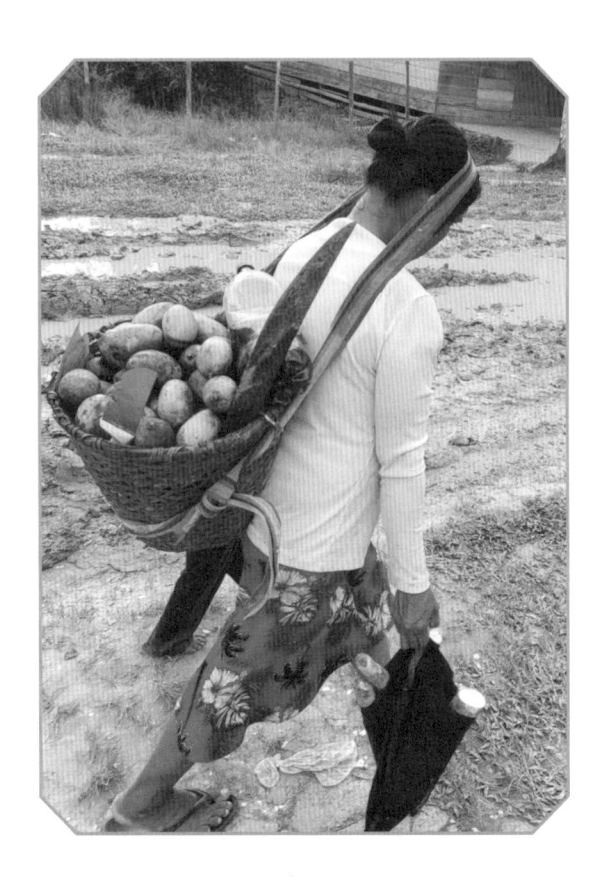

Não se passaram muitas horas até o primeiro chamado de urgência.

A equipe de saúde foi informada de que, em um local próximo, uma mulher estava em trabalho de parto e que seu caso estava sendo conduzido por uma parteira domiciliar.

Fomos até a sua casa e, pela primeira vez na minha vida, tive a honra de assistir ao trabalho de uma parteira indígena.

Com muito respeito às tradições dos índios ticuna, permaneci em silêncio em um canto daquela casa, observando atentamente o trabalho daquela parteira. Temendo os riscos de asfixia para aquele bebê, eu carregava em minha mochila materiais necessários a uma ventilação pulmonar, como balão autoinflável, máscara faciais e até materiais necessários para uma intubação.

Nada disso, no entanto, foi necessário. O bebê nasceu chorando, e com o coração batendo forte.

A continuidade da vida estava garantida!

Em poucos minutos, aquela casa se encheu de gente. Crianças, mulheres e senhoras invadiram aquele quarto.

Rapidamente, tudo se assemelhou à imagem de um presépio durante o nascimento do menino Jesus.

A imagem da parteira domiciliar conduzindo aquela puérpera durante a retirada da placenta foi uma das mais lindas que já vivenciei em um parto.

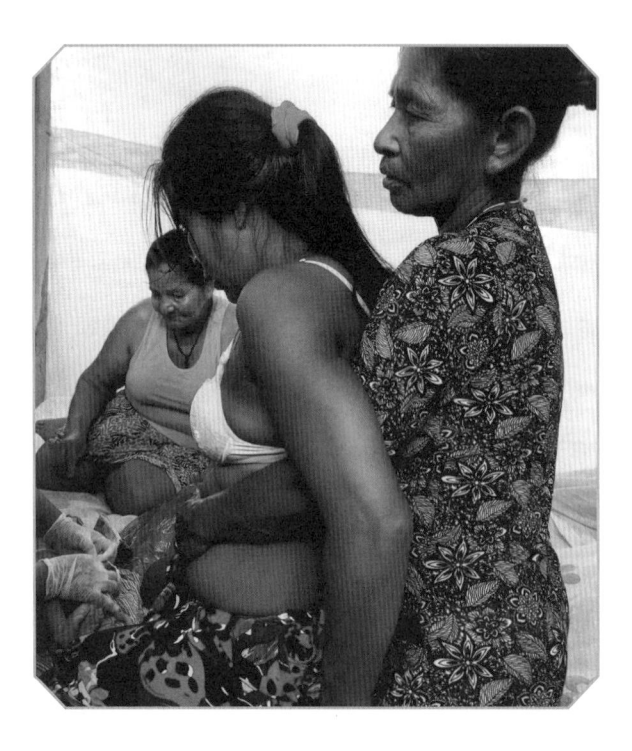

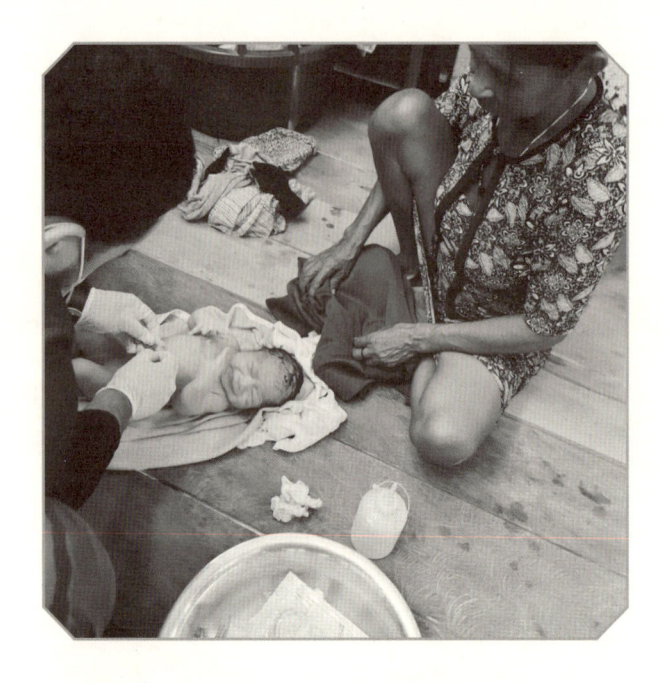

O bebê recebeu os primeiros cuidados da equipe de Enfermagem e, assim, retornamos ao polo-base. Naquele mesmo dia, durante o jantar na varanda daquele abrigo, conversando com enfermeiros, manifestei minha preocupação com aquelas crianças brincando sozinhas às margens do rio Solimões. Nesse momento, me explicaram que as crianças indígenas são criadas com muita liberdade. Ao perguntar sobre o risco de afogamento diante da correnteza daquele rio, uma enfermeira me respondeu:

"A criança morreu porque o peixe vingou nela!".

Essa seria a resposta dos pais de crianças levadas pelas correntezas do rio. Segundo ela, os pais acreditam que, por se alimentarem de peixes daquela região, em algum momento, eles poderiam se vingar dos seus filhos.

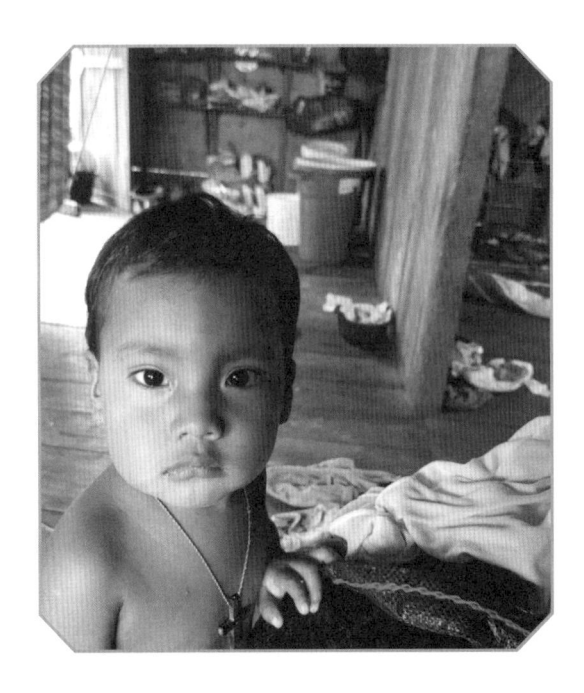

Durante a madrugada, diante de uma insônia, que se justificava pela ansiedade daquela experiência vivida por mim, fechei os olhos e me lembrei da viagem de Tabatinga àquela reserva indígena. Em um momento da viagem, o barco parou em um posto flutuante de abastecimento de combustível. No posto, algumas pessoas ouviam um programa de rádio.

Era uma aula de alfabetização.

O tema daquela aula era o emprego da letra "h". A locutora se esforçava para explicar o uso dessa letra citando palavras como herói, honesto, homem e horizonte. Recostado num sofá daquele posto, um homem jovem anotava as dicas daquela locutora e professora.

Pobre País sem educação! Pobre País sem perspectivas!

Adormeci desejando que não apenas a letra "h", mas todas as letras do nosso alfabeto invadissem aquelas pessoas para que, juntas, pudessem transformar aquela realidade.

Na manhã do dia seguinte, partimos de barco para uma comunidade indígena vizinha.

Antes do nosso embarque, a pedido de uma enfermeira, avaliei um bebê que aguardava atendimento no posto de vacina.

O bebê, ao ser examinado, abriu um sorriso que me encheu de alegria e esperança.

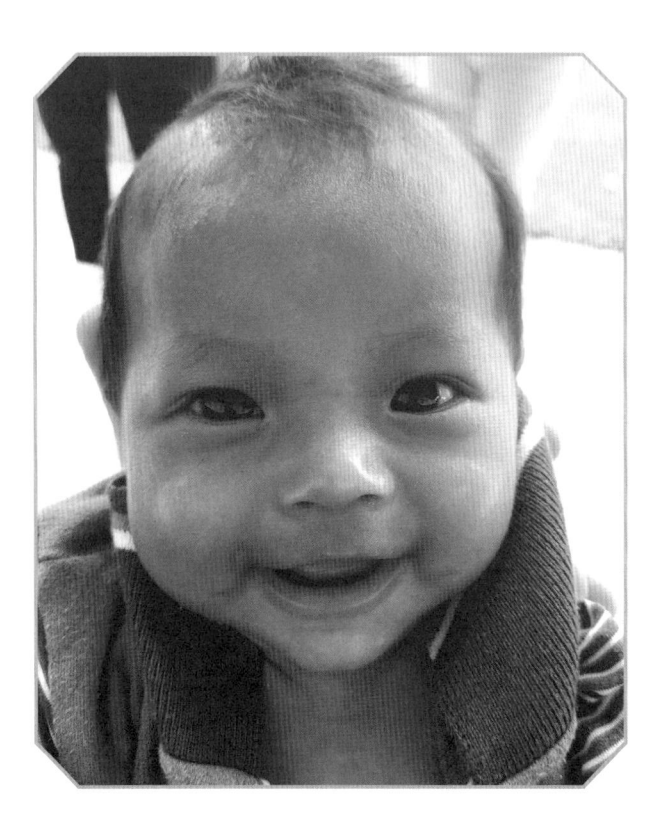

Esperança... era justamente o nome da próxima comunidade que eu visitaria.

Comunidade Nova Esperança!

Após percorrer trilhas em matas fechadas e atravessar pontes estreitas improvisadas com pedaços de madeiras, realizamos visitas domiciliares a várias crianças. Eu estava acompanhado pela nutricionista e pelo psicólogo do polo-base.

Senti uma grande alegria ao observar a condução tão carinhosa e respeitosa de cada paciente por aqueles profissionais.

Em cada vilarejo, éramos recebidos por agentes de saúde que pareciam muito atentos a cada cuidado necessário àquelas pessoas.

A nutricionista, demonstrando muita responsabilidade, orientava dietas, complementos vitamínicos e até regras de higiene.

O psicólogo, como todo bom profissional dessa área, parecia ter um total controle sobre aqueles pacientes.

Tive a oportunidade de avaliar algumas crianças e orientar algumas condutas relativas a transferências para a realização de exames complementares nos grandes centros, como Tabatinga e Manaus, assim como também pude orientar a prescrição de alguns medicamentos.

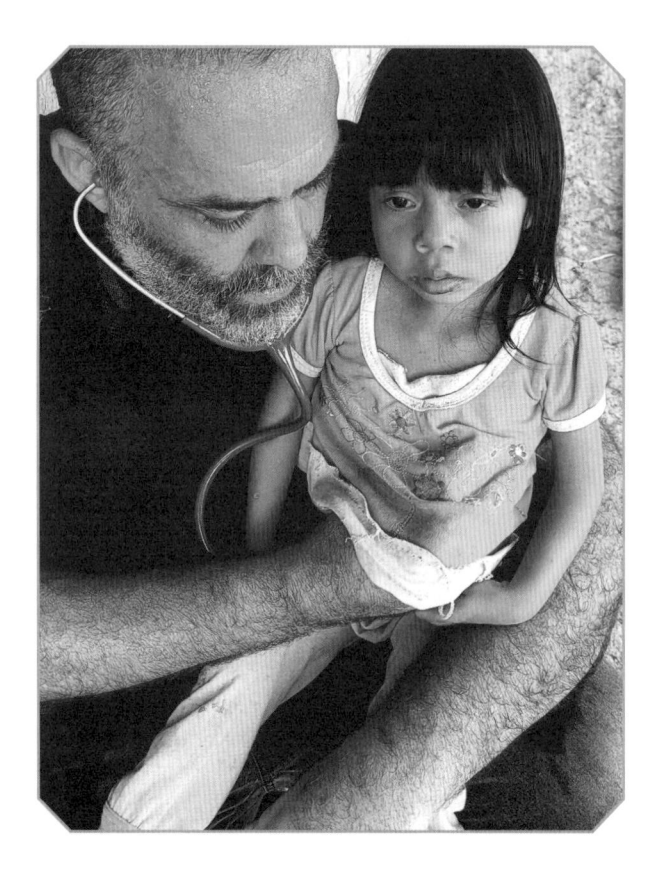

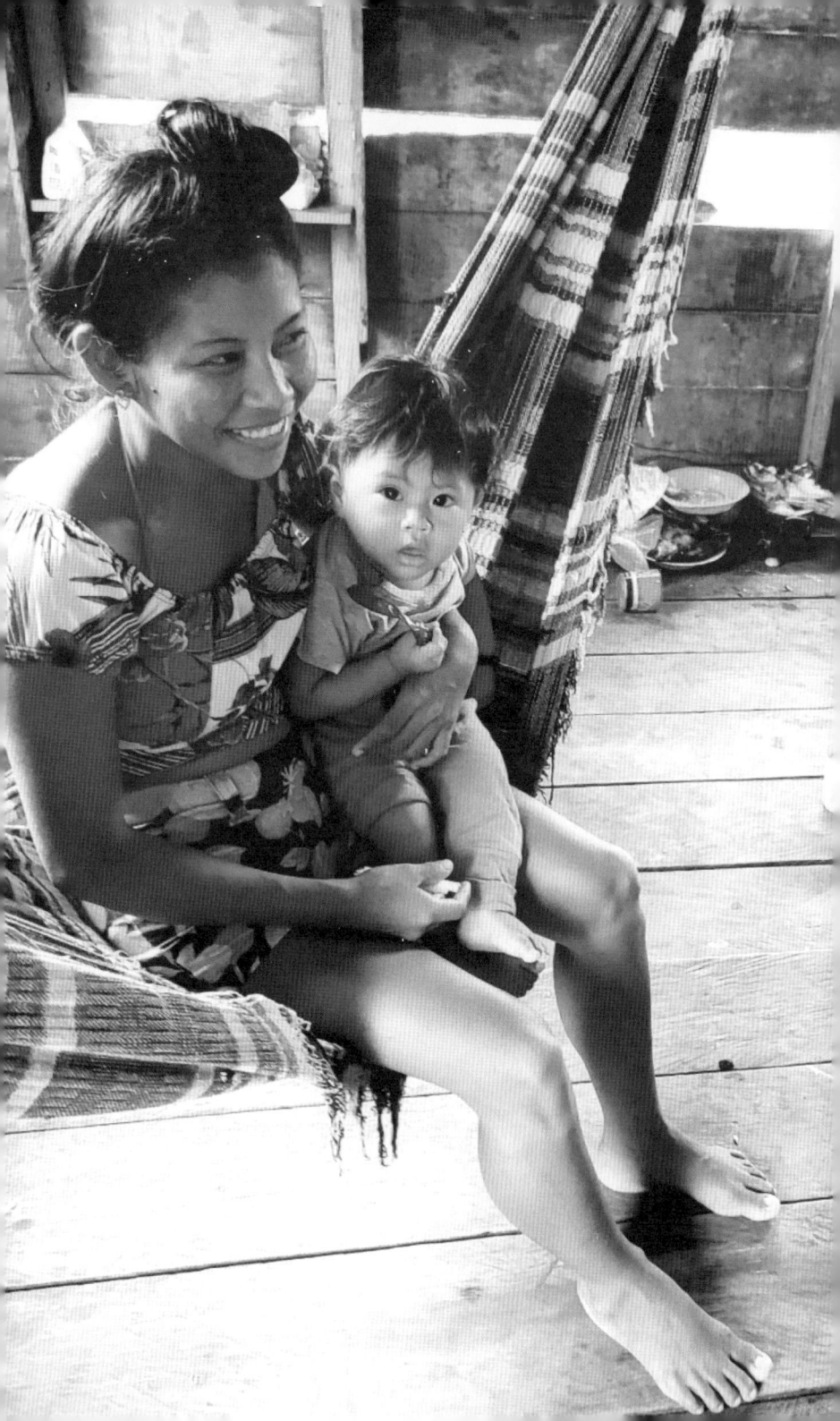

Percorremos muitas casas isoladas naquela floresta. Em uma delas, pude acompanhar as orientações da nutricionista a um senhor diabético. Em outra casa, duas indiazinhas gêmeas receberam orientações sobre complemento de leite.

Em uma das casas, uma criação de jacarés me impressionou. Eram inúmeros filhotes nadando em uma piscina de águas barrentas.

Finalizamos a visita em uma pequena unidade básica de saúde desse vilarejo.

Precisei de um momento de descanso e ingestão de muita água. Uma técnica de Enfermagem daquele polo nos serviu um delicioso suco de abacaxi enquanto eu ouvia uma história contada pelo agente de saúde sobre a tentativa de ataque de uma serpente jararaca num momento de descuido do seu filho.

Voltando para a embarcação, uma simpática senhora em posição de cócoras limpava o terreno da sua casa. Ao me aproximar para cumprimentá-la, demonstrou satisfação ao perceber que seria fotografada.

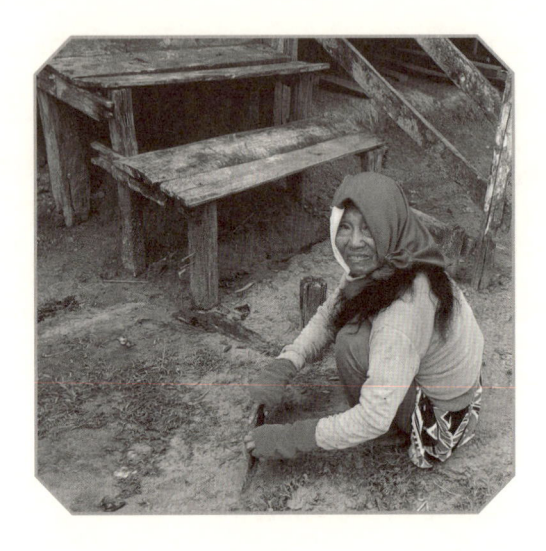

Colhemos alguns jambus em um pé de árvore carregado com essa fruta e embarcamos de volta para o polo base.

No dia seguinte, partimos muito cedo para a comunidade Nova Vila.

Em uma escola indígena, várias pessoas nos aguardavam.

Após a enfermeira conferir os cartões de vacina das crianças, pude assistir, em uma sala da aula, a palestras sobre orientações gerais de higiene, alimentação, vacinação e prevenção de doenças. As palestras foram conferidas pelo psicólogo e pela enfermeira.

De um modo improvisado, utilizando uma sala de aula, realizei atendimentos de algumas crianças e, novamente, solicitei algumas transferências para a realização de exames complementares.

Em uma das consultas, fui surpreendido pelo abraço carinhoso de uma criança daquela comunidade.

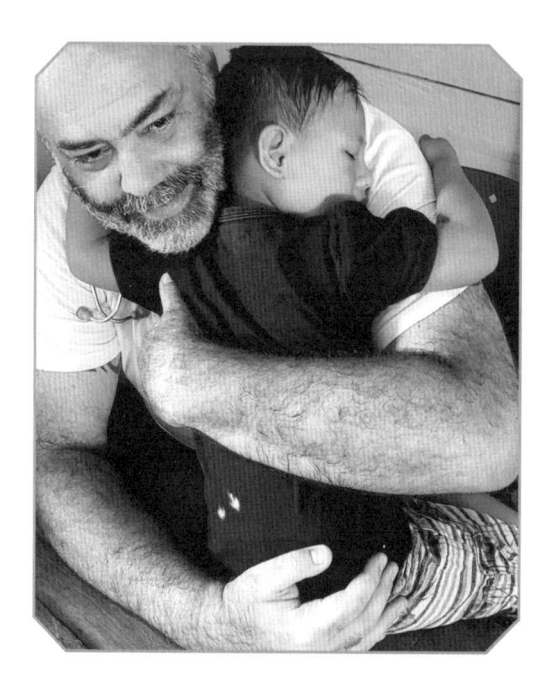

E assim, seguimos viagem de barco para o próximo destino: comunidade Bananal.

Várias pessoas nos aguardavam em um posto de saúde localizado logo na entrada daquele vilarejo.

Junto com uma enfermeira e com o psicólogo, realizamos uma sequência de atendimentos. Embora a proposta do meu trabalho se limitasse à Pediatria, não pude negar atendimento a alguns pacientes adultos com queixas diversas: febre, tosse, dor muscular, perda de força nos braços, perda de visão e outras.

Uma mulher grávida apresentava muitos vômitos e fraqueza. Não havia como medicá-la naquele local.

Um senhor apresentou, ao exame, níveis pressóricos altos e também não havia como conduzir esse caso naquela unidade.

Desse modo, solicitei que esses dois pacientes viajassem de barco com a nossa equipe até o polo-base.

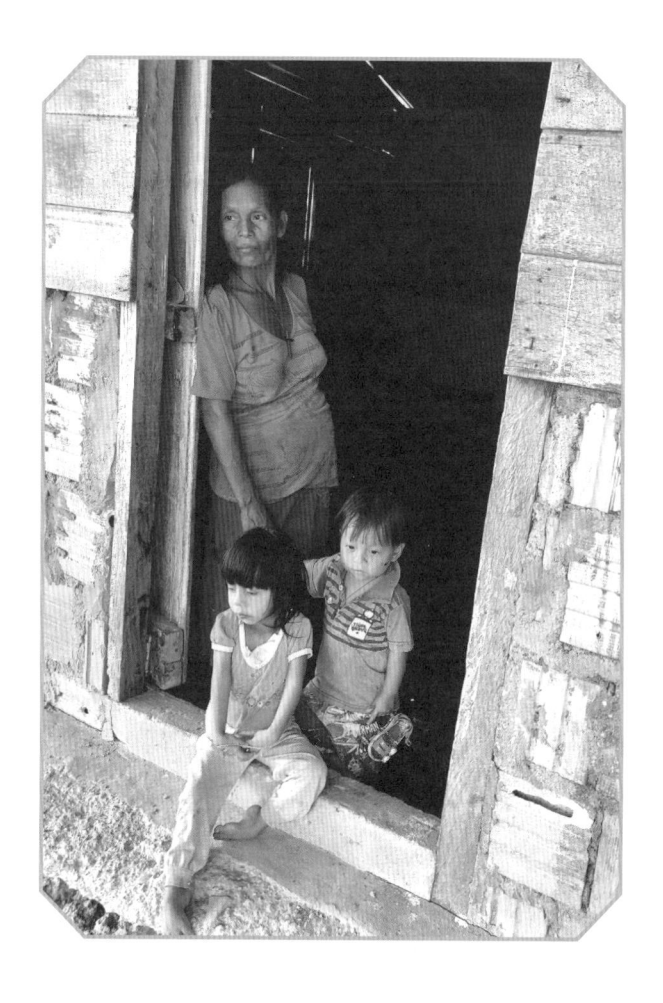

Após uma sequência muito cansativa de atendimentos, fomos presenteados com um almoço improvisado. Foi muito afável perceber o cuidado de agentes de saúde local e moradores conosco.

Olhei pela janela do posto e vi uma senhora correndo com uma travessa contendo uns pedaços de peixe. Outra senhora corria com um prato de feijão. Alguém surgiu com um saco de farinha. E assim, nos ofereceram um almoço numa mesa improvisada na varanda da unidade de saúde.

Após esse agradável momento, fomos até uma lagoa onde acontecia uma pesca do peixe pirarucu. No caminho, uma senhora me chamou à porta da sua casa e gentilmente me ofereceu um copo de leite com goiaba coletada de um pé do seu terreiro.

No dia seguinte, antes do nascer do sol, parti do polo-base com destino a Tabatinga. Ainda era madrugada e quase toda a equipe de saúde ainda dormia.

Na mesa da varanda, deixei um bilhete de agradecimento pela hospedagem e gentileza de todos, ao lado de alguns chocolates.

No momento que o barco partiu, o sol começou a despontar.

Olhando para a imensidão daquele rio, foi possível avistar um boto-cor-de-rosa saltando na superfície das águas tranquilas e escuras.

Seus movimentos sincronizados transmitiam muita liberdade...

Como se fosse um balé, ao som da partitura original composta por Michael Nyman para a trilha sonora do filme *O piano*.

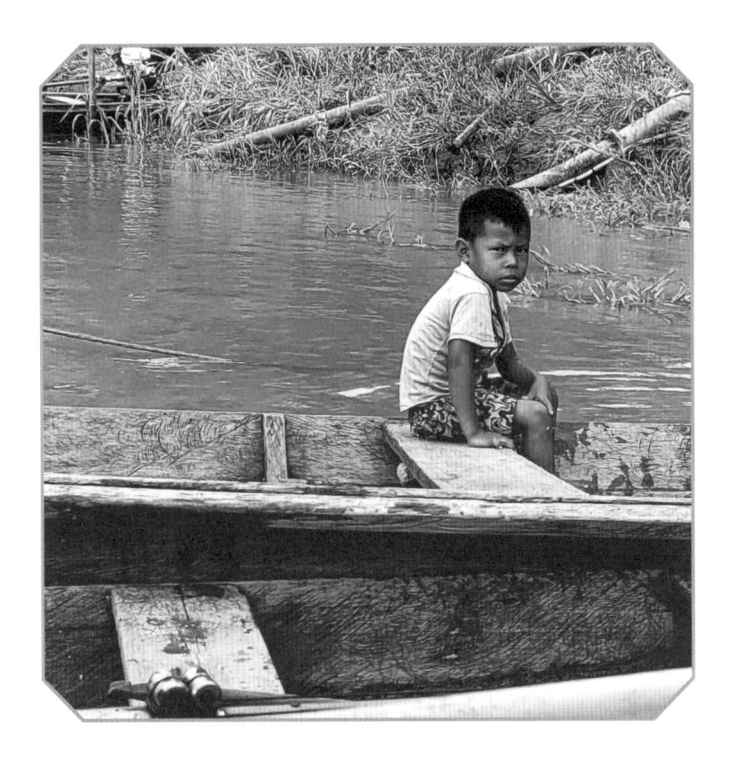

VOANDO SUSPENSO POR UM BALÃO AZUL

> "Doeu tanto ver aquela criança morta na lancha..."

Viajei de Macapá, capital do Amapá, até Afuá, localizada na ilha de Marajó, Estado do Pará, em um final de tarde.

A embarcação era pequena, porém suficiente para a equipe que me acompanhava, formada por integrantes da Secretaria de Saúde do Estado do Pará e cinegrafistas da Organização Pan-Americana de Saúde. A previsão da viagem era de três horas, mas a agitação do rio e muita chuva logo após anoitecer estenderam esse prazo e me causaram muito medo durante grande parte daquele percurso.

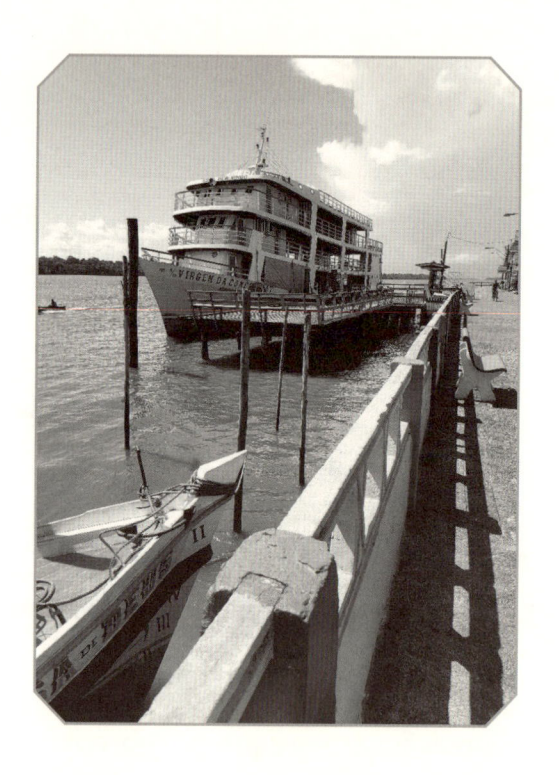

O silêncio invadiu aquela viagem e denunciou o medo e desconforto de todos.

Somente ao avistar algumas luzes da ilha, pude respirar aliviado.

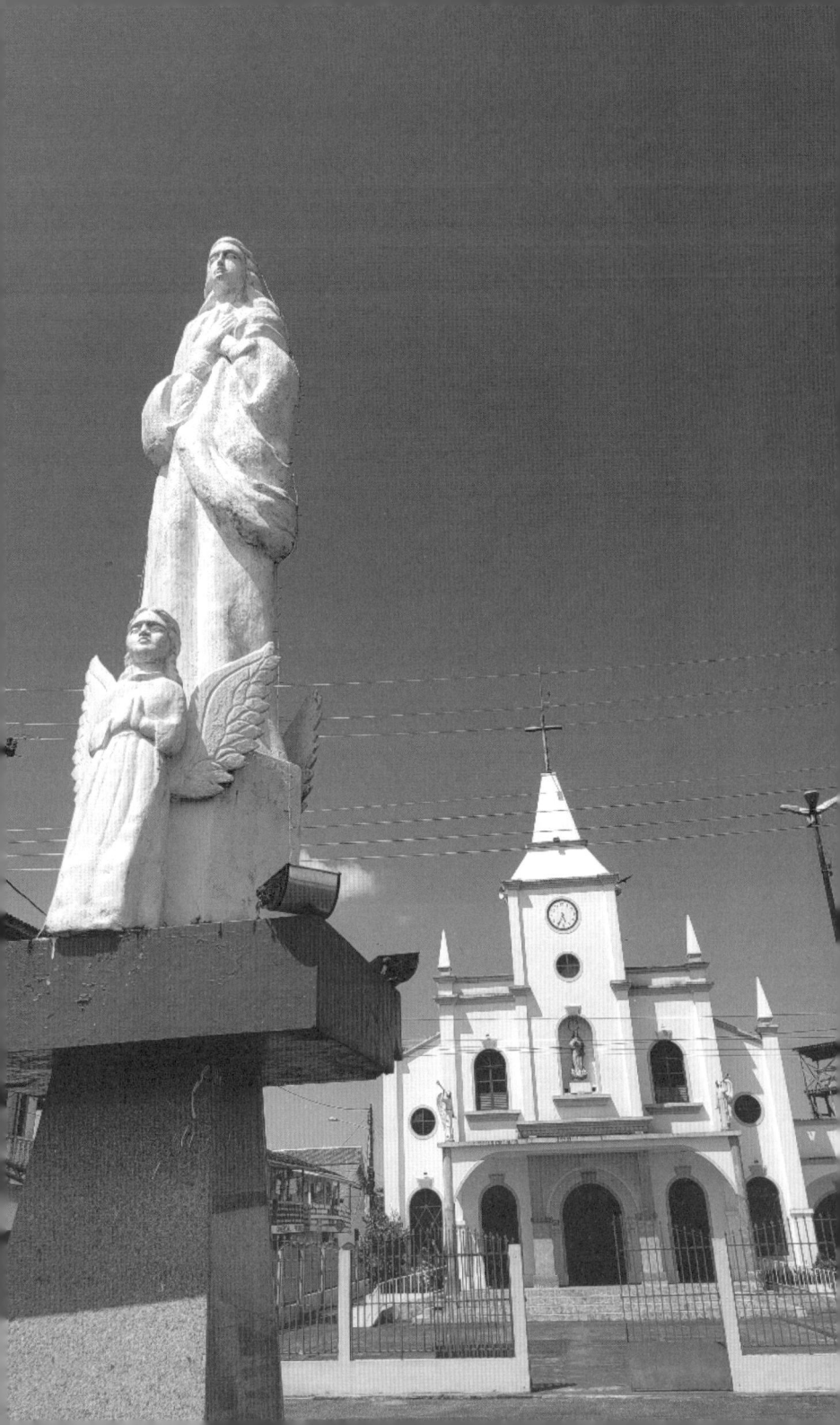

Desembarcamos debaixo de muita chuva e algumas incertezas. Não havia nenhuma vaga para mim no melhor hotel da cidade. Por esse motivo, percorri algumas quadras, arrastando as malas pesadas e repletas de materiais que seriam usados nos treinamentos dos profissionais de saúde daquele local.

A pousada era uma casa de madeira extremamente simples. Na sua entrada, uma escada muito íngreme foi o cenário para um grave acidente. Enquanto carregava a bagagem, sofri uma queda naqueles degraus molhados. Contundi minhas costas, na região da coluna e tive um ferimento em uma das pernas. Com muita dor, permaneci deitado no quarto até ser medicado por uma técnica de Enfermagem enviada pelo Secretário Municipal de Saúde de Afuá.

Algum tempo depois, também me enviaram uma refeição. Eu estava faminto, afinal, foram 15 horas de viagem até a ilha, partindo do Estado de São Paulo.

A pousada, no entanto, parecia uma casa deserta! Não havia recepção, serviço de quarto, restaurante, telefone, café da manhã. Havia somente aquele quarto!

Após me sentir melhor, percebi que não havia talheres para o jantar. Diante do silêncio daquela pousada, das ruas desertas e da chuva que caía, usei as minhas próprias mãos para conseguir comer aquela marmita fria, enviada pelo secretário de saúde, que continha arroz, feijão e uma carne.

Apesar de todas essas dificuldades, avistar o nascer do sol, no dia seguinte, me fez forte para iniciar o trabalho de capacitação neonatal para os profissionais de saúde da ilha.

Um "bicitáxi" (táxi ambientado em uma bicicleta) carregou as malas dos materiais até o hospital da cidade. Eu segui a pé ao lado do condutor.

Em Afuá, não há veículos motorizados. O único meio de transporte permitido são as bicicletas.

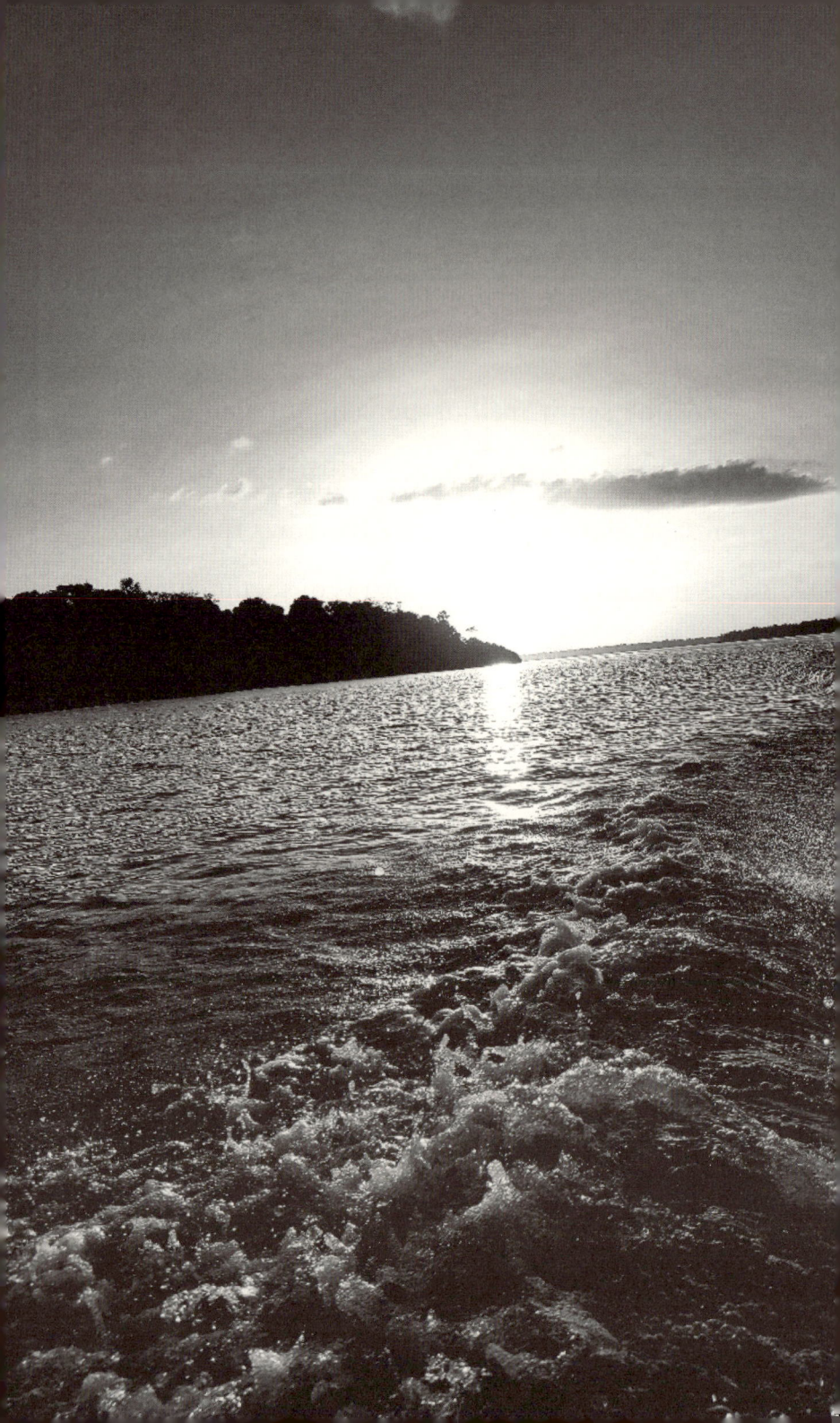

As casas estão sobre palafitas e é possível reconhecer a falta de saneamento básico observando-se os espaços entre aquelas casas.

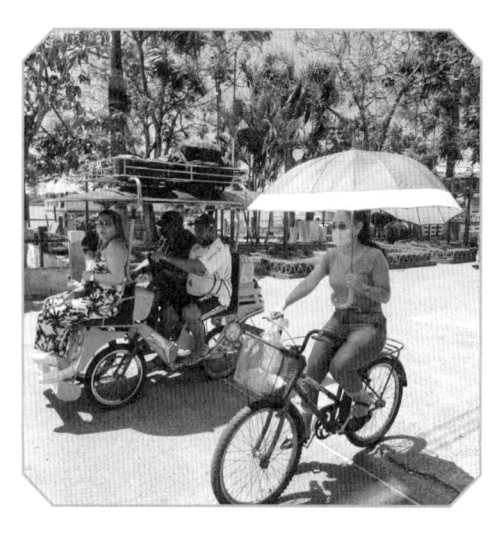

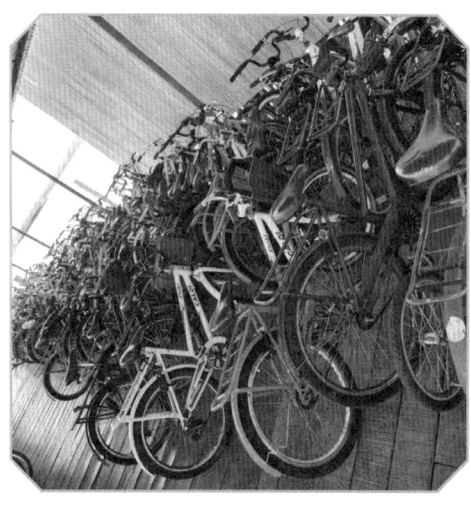

Foram dois dias de treinamentos intensos para 30 profissionais de saúde. Assim que cheguei ao hospital, visitei a sala de parto e pude me deparar com uma estrutura extremamente deficiente. Naquele momento, caso nascesse um bebê com necessidade de ajuda para respirar, os meus 26 anos de experiência como médico pediatra não o salvariam!

Ao contrário do que muitos possam pensar, essa condição não me causava desânimo, e sim motivação. Naquele momento, meu coração batia mais forte e me predestinava a transformar aquele cenário!

E assim o fizemos em um período muito curto de tempo!

Os treinamentos em reanimação neonatal foram intensos e completos. Seis manequins de recém-nascidos e todos os materiais necessários para uma reanimação adequada estavam dispostos em várias mesas de treinamentos. Todos aqueles participantes puderam entender, passo a passo, uma sequência correta de atendimento em sala de parto. Foi surpreendente ensinar àqueles profissionais o manuseio de um ventilador mecânico manual.

Usei balões de gás coloridos, que simularam os alvéolos dos pulmões, para ensinar, de forma lúdica, como se inicia a respiração de um bebê imediatamente ao nascer. Com cada participante enchendo um balão colorido, aquele ambiente rapidamente se assemelhou a uma festa de aniversário.

Era a minha festa particular!

Eram os "parabéns" de boas-vindas aos futuros bebês adequadamente reanimados!

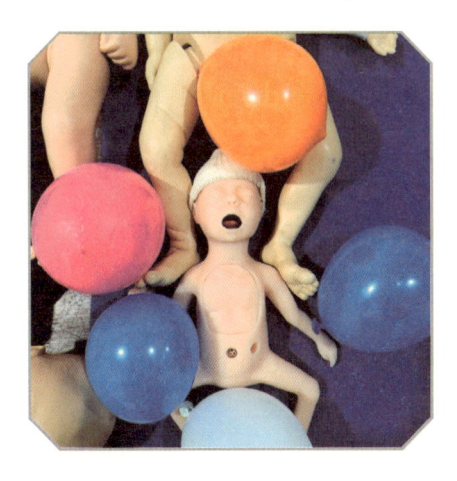

Durante os intervalos dos módulos de treinamentos, pude conhecer algumas histórias tristes.

Uma enfermeira me mostrou um vídeo gravado em seu celular. Era um bebê prematuro e muito gemente. Não havia um ventilador mecânico manual para o suporte da sua respiração. Apenas uma máscara facial de tamanho inadequado ofertava um pouco de oxigênio. E, desse modo, percorreu a imensidão dos rios da ilha de Marajó, até morrer na chegada a um hospital de Macapá.

Outra enfermeira me contou que havia feito o parto de um bebê com 39 semanas de gestação, que havia sofrido um processo de asfixia logo após o nascimento. Na tentativa de salvá-lo, tentou uma reanimação improvisada com uma máscara e um balão autoinflável, mas constatou a sua morte assim que o transporte fluvial tentou partir da ilha.

"Doeu tanto ver aquela criança morta na lancha..."

A senhora Delfina é uma técnica de Enfermagem. Diante dos seus 34 anos de profissão e uma vida toda dedicada ao nascimento dos bebês, era uma das pessoas mais engajadas a aprender reanimação neonatal. Logo após estruturarmos a sala de parto, pude presenciar a sua emoção demonstrada pelo brilho nos olhos ao assistir à transformação daquele local de nascimentos.

Ao final de cada módulo de treinamento, realizamos simulações de transporte de alto risco. Um bebê que nasce em Afuá e que necessita ser transportado até Macapá, onde se localiza a Unidade Neonatal mais próxima, percorre um trecho de bicicleta até o porto da cidade e viaja em um transporte fluvial, conhecido como "ambulancha" (ambulância fluvial) por aproximadamente três horas.

"Os profissionais de saúde de Afuá são heróis

vestidos de branco". Ouvi essa frase de uma funcionária do hospital e logo tive a certeza de que estava mesmo diante de uma equipe de super-heróis.

Em uma das simulações, conduzimos uma incubadora de transporte até a beira do rio.

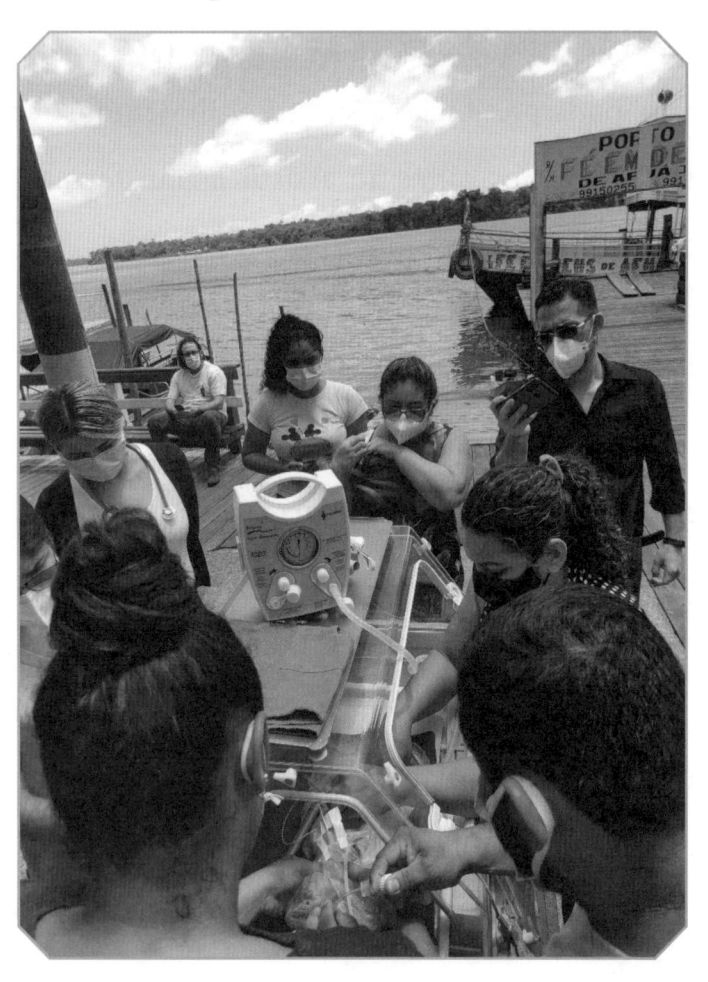

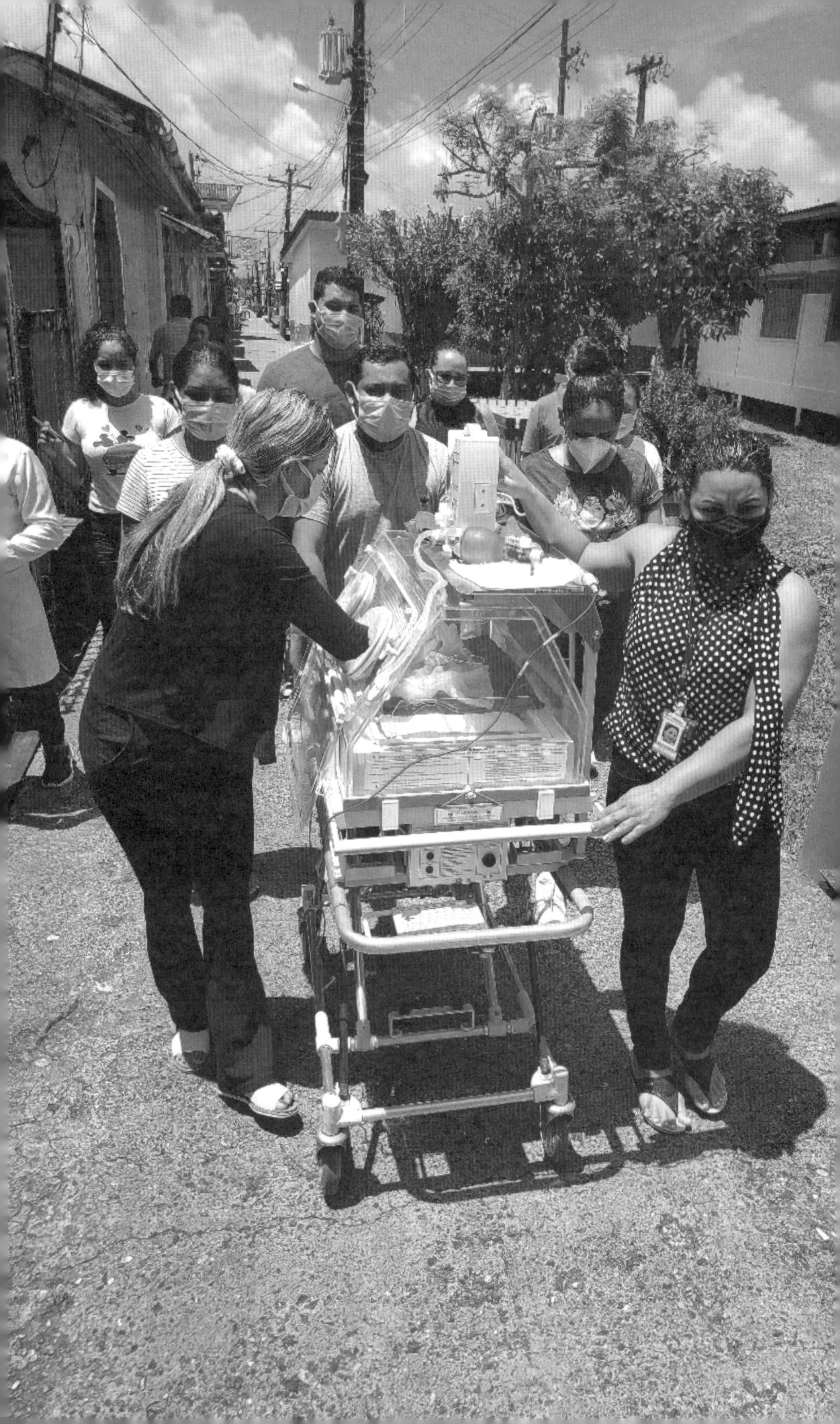

Na simulação, um bebê prematuro grave, intubado e cateterizado, fazia uma bradicardia, com necessidade de ventilação, massagem cardíaca e infusão de drogas. Rapidamente, todos se envolveram naquela situação. Em um instante, me afastei daquele cenário e fiquei impressionado com a realidade daquele treinamento!

No dia seguinte, a simulação de transporte aconteceu dentro da "ambulancha". Percorremos um trecho do rio conduzindo um novo caso clínico. Em um instante, paramos o veículo e realizamos uma reanimação avançada.

Voltamos para o porto onde outros participantes nos aguardavam. Encerrei a atividade informando que o bebê havia sobrevivido. Todos aplaudiram, felizes. E assim, renascia a esperança pela preservação da vida dos futuros bebês de Afuá.

No último dia, após finalizar os treinamentos e estruturar a sala de parto daquele hospital, pedi que o condutor de um "bicitáxi" me mostrasse a ilha. Já era noite quando percorremos o lado mais pobre daquele município. Percorri caminhos de palafitas de madeira sobre trechos de rios e um esgoto a céu aberto. Nas janelas das casas, também de madeira, pessoas debruçadas observavam o movimento das bicicletas.

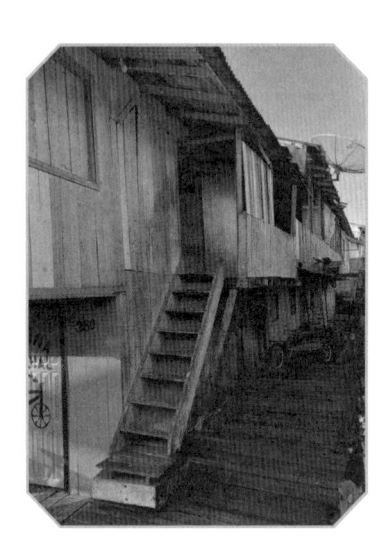

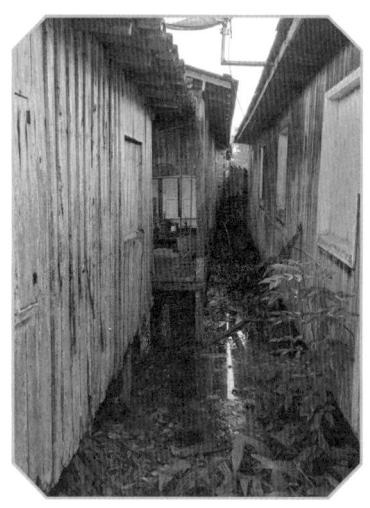

Uma criança muito pequena e sem roupas andava naquela escuridão sozinha, e quase foi atropelada por uma bicicleta. Fiquei impressionado com aquela cena.

Pedi que o condutor parasse para que eu a socorresse, mas ela rapidamente correu por aqueles becos entre as casas e desapareceu.

No dia seguinte, partimos muito cedo da ilha. A viagem de volta até Macapá foi mais tranquila, sem chuva e sem correntezas.

Enquanto esperava, no aeroporto, o momento de embarque, coloquei minha mão no bolso da calça e encontrei um balão de gás azul que havia sobrado dos treinamentos sobre a ventilação pulmonar dos bebês. Novamente fui tomado pela linda imagem dos balões colorindo a sala dos treinamentos.

No meu imaginário, aquele balão, após ser inflado, se tornou gigante e me fez voar!

Sobrevoando Macapá e avistando a cidade pela janela do avião, pude me emocionar ao me lembrar de uma frase de Clarice Lispector: "Sonhar é bom, é como voar suspenso por balões".

UMA SERENATA NO CERRADO

"Ele está aqui pra te levantar,

se o mundo te fizer cair!"

Emily Dickinson, poetisa americana do século XIX, estava certa ao afirmar que "não há melhor fragata que um livro para nos levar a terras distantes".

Foi por meio do meu primeiro livro, *Uma chance de respirar,* que tive a oportunidade de conhecer a cidade de Mineiros, no interior de Goiás.

Mineiros está localizada a cerca de 450 km da capital do Estado de Goiás, Goiânia e fica próxima à divisa com o Estado de Mato Grosso. Em seu município, encontra-se grande parte do Parque Nacional das Emas.

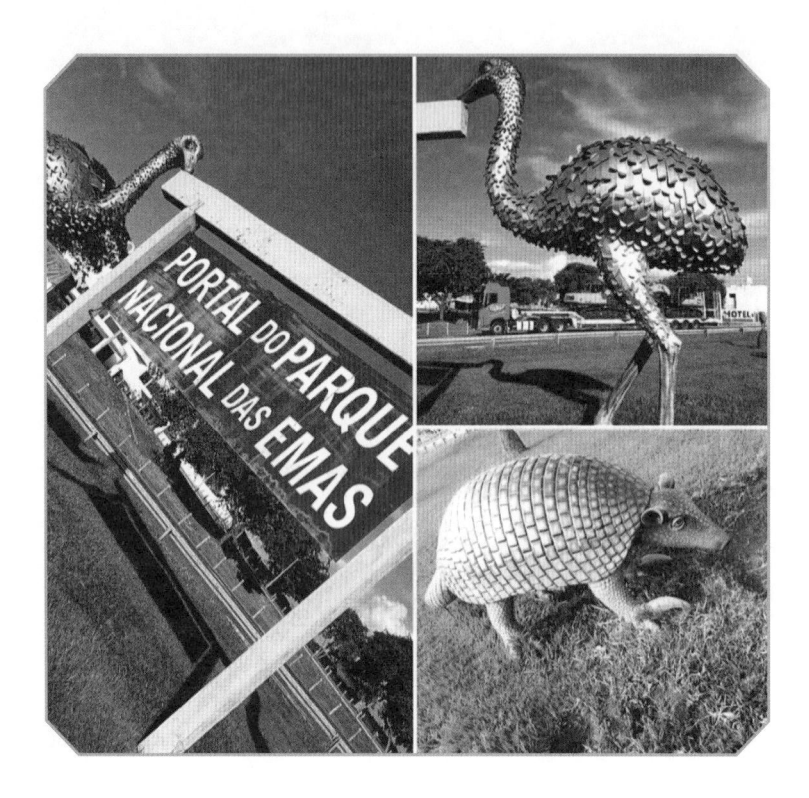

Com população em torno de 80 mil habitantes, possui duas faculdades de Medicina e duas faculdades de Enfermagem, vários médicos pediatras atuando na assistência e no ensino médico, porém nenhum especialista em Neonatologia e nenhum serviço de terapia intensiva neonatal.

A ausência desse profissional talvez justificasse a falta de certificação dos médicos pediatras pelo Programa de Reanimação Neonatal da Sociedade Brasileira de Pediatria, exigência para todos aqueles que realizam a assistência a recém-nascidos em salas de parto, conforme a Portaria 371 do Ministério da Saúde de 2014.

O meu primeiro livro chegou às mãos de uma amiga dos tempos de faculdade, dra. Carla Adriana, médica pediatra e professora de Pediatria das duas faculdades de Medicina.

Há mais de 25 anos não nos víamos. Generosidade e delicadeza são as duas palavras que resumem as lembranças dessa amizade. E nada mudou ao longo de todo esse tempo. Encontrei a mesma Carla da época de graduação, promovendo o amor à Pediatria aos seus alunos e aos seus pacientes.

Após um convite irrecusável e várias negociações, organizei um *workshop* sobre reanimação neonatal para quase 80 participantes daquele município, entre médicos pediatras, equipes de Enfermagem e alunos internos de Medicina.

Devido à restrição de voos pela pandemia da covid-19, o aeroporto mais próximo a Mineiros estava com suas atividades restringidas. Por esse motivo, desembarquei em Goiânia e viajei 450 km pelas estradas de Goiás. Em um grande trecho do percurso, encontrei estradas em péssimas condições de preservação, o que tornou a viagem excessivamente longa e cansativa.

Em dois dias de trabalho, realizei três sessões de *workshop* para que as medidas de distanciamento social fossem respeitadas.

Antes das atividades, visitei as salas de parto de dois hospitais públicos da cidade e pude constatar uma significativa deficiência da estruturação desses espaços. Discutimos estratégias de melhoria e a possibilidade de adequar a certificação dos profissionais que atuam em sala de parto pelo Programa de Reanimação Neonatal da Sociedade Brasileira de Pediatria.

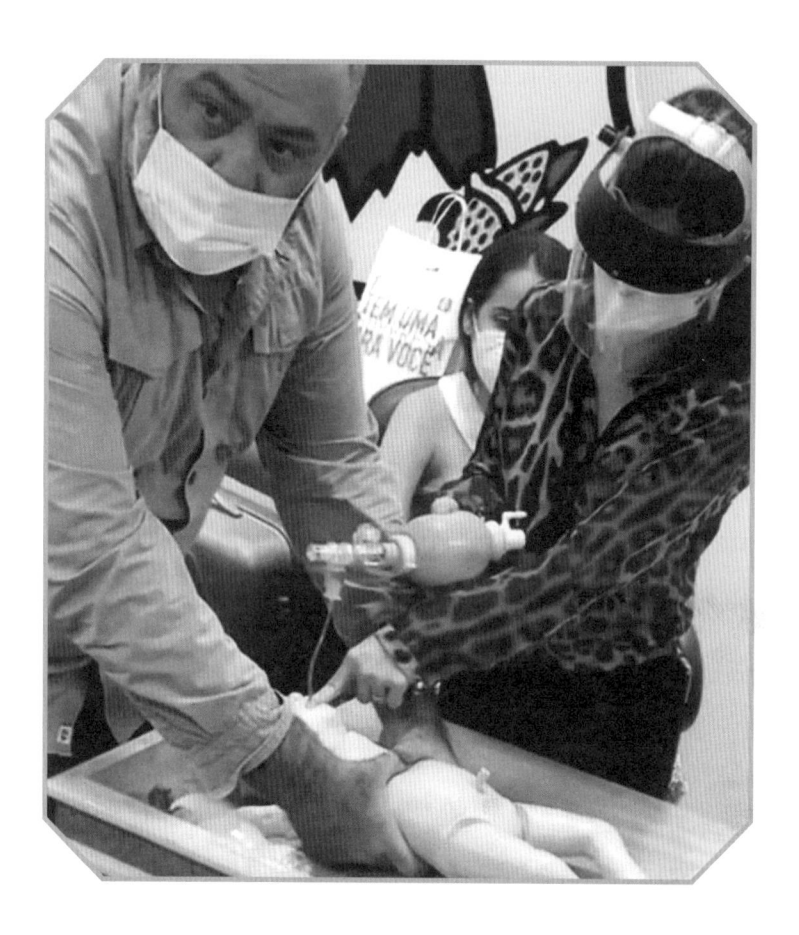

A quantidade de alunos internos de Medicina dispostos a se especializarem em Pediatria me surpreendeu. Certamente, todo aquele interesse refletia a dedicação e empenho da minha amiga dra. Carla Adriana.

Nos intervalos das atividades, Carla me levava até a sua casa. Fiquei impressionado quando soube que, em seu condomínio, vários animais silvestres conviviam em harmonia com os moradores, inclusive algumas emas.

Em alguns momentos, saíamos de carro em busca desses animais. Tentei ser fotografado junto a uma ema, mas não tive coragem suficiente para me aproximar delas. Apenas as admirava mantendo distância. Quando finalmente criei coragem para me aproximar, soube que o cachorro de estimação da família da Carla havia apanhado de uma ema ao tentar se aproximar de um filhote. E assim, traumatizado, o cachorro nunca mais fugiu de casa.

Com medo de apanhar da mesma forma, preferi me comportar como o cachorro, desistindo dos passeios por aquele lindo condomínio.

Em uma das sessões, recebi a visita de outro amigo de faculdade, dr. Túlio. Ele já havia lido meu primeiro livro e, logo, demonstrou muita emoção pelas histórias vividas por mim no sertão do Piauí. Fiquei imensamente feliz ao perceber o carinho e alegria que ele demonstrou nesse nosso rápido encontro.

Túlio é um médico movido pelo coração!

Ainda em Mineiros, ouvi uma história que comprovou essa minha percepção sobre ele. Túlio, ao atender uma senhora muito debilitada e em fase terminal da doença, ao perceber que nada mais poderia ser feito além de uma analgesia potente, quis saber da paciente qual era a sua música preferida.

"Perfidia, de Andrea Bocelli", ela respondeu.

Era madrugada quando Túlio colocou a música escolhida em seu celular, segurou a mão da sua paciente e ficou recostado naquele leito de hospital. Pela manhã, a senhora, muito orgulhosa, contou à equipe de Enfermagem que o dr. Túlio havia feito uma serenata para ela. Algumas horas depois, a paciente faleceu! Quanto orgulho essa história me proporcionou! Quanta delicadeza e humanidade desse meu amigo!

As sessões do *workshop* foram um sucesso! A Neonatologia começava a ascender em Mineiros.

Tamanha ascensão fez com que eu retornasse àquela cidade rapidamente. Após receber uma autorização da dra. Fernanda Peixoto, coordenadora do Programa de Reanimação Neonatal de Goiás, pude atuar como instrutor e certificar 23 profissionais de saúde pela Sociedade Brasileira de Pediatria.

Algumas melhorias foram observadas nas salas de parto durante esse processo de certificação e iniciamos uma discussão relacionada à formação de instrutores de reanimação, para que todo esse trabalho fosse continuado.

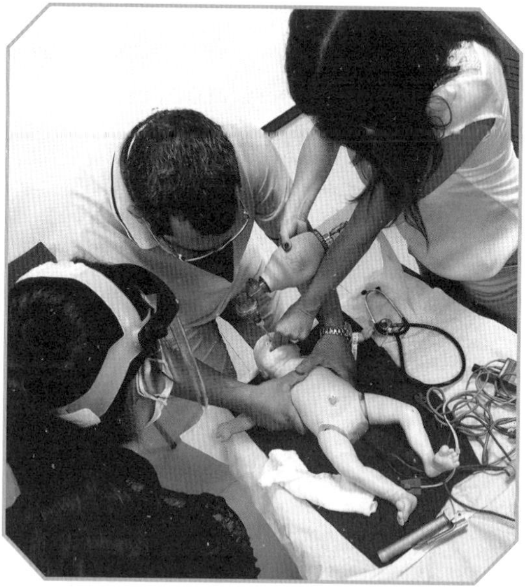

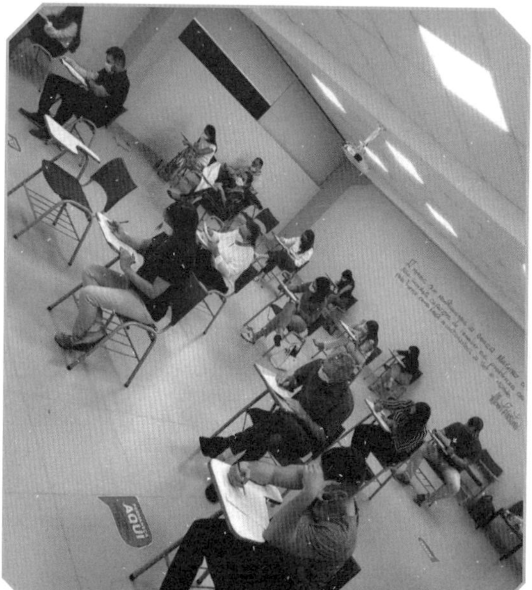
AQUI

Dra. Bruna Lustosa, médica pediatra com grande atuação em salas de parto, relatou, pelas redes sociais, grandes melhorias do serviço. Vários materiais foram adquiridos e alguns danificados foram consertados. "A mesa agora tem os materiais de reanimação de fácil acesso... Fico feliz que estamos evoluindo!"

Ludmylla, aluna interna de Medicina em Mineiros e presidente da Liga de Pediatria de sua faculdade, ao defender seu Trabalho de Conclusão de Curso (TCC), utilizou minha tese de doutorado como referência para discutir fatores que comprometem a assistência ao recém-nascido. Senti muito orgulho por essa citação.

No meu último dia na cidade, fiz uma apresentação sobre meu trabalho realizado no sertão do Piauí e sobre o meu livro *Uma chance de respirar* para um público de 30 estudantes de Enfermagem e Medicina. Ao final da apresentação, vários alunos formaram uma fila para que eu autografasse alguns exemplares.

Durante a fila de autógrafos, uma emocionante surpresa!

Uma aluna do curso de Enfermagem, ainda muito emocionada com a apresentação, pediu autorização para me presentear com um louvor. A surpresa daquele momento me causou uma das maiores emoções que vivi após todo o trabalho realizado no Piauí.

Com uma linda voz, a aluna Kelly Adriane cantou uma música muito marcante do compositor e cantor Anderson Freire:

"(...) você é o espelho que reflete a imagem do Senhor/Não chore se o mundo ainda não notou/ Já é o bastante Deus reconhecer o seu valor.

Você é precioso, mais raro que o ouro puro de Ofir/Se você desistiu, Deus não vai desistir/Ele está aqui pra te levantar, se o mundo te fizer cair!".

Ao final, todos os presentes aplaudiram aquela estudante e vários sorrisos de satisfação tomaram conta daquele auditório...

Já era noite quando parti, muito emocionado, de Mineiros.

Foram seis horas dirigindo pela madrugada. Cheguei a Goiânia quando o sol já despontava. Após um rápido café da manhã, embarquei para São Paulo.

Apesar de todo o cansaço físico, tive a nítida sensação de que aquele louvor me manteve (e me mantém) forte!

E que nada jamais me fará cair...

O PRIMEIRO SOBREVIVENTE

"Foi angustiante olhar para trás e avistar todos correndo em desespero."

Quando fui informado pela Organização Pan-Americana de Saúde que iniciaríamos um projeto de estruturação da sala de parto e capacitação de profissionais de saúde de um município do litoral do Pará, rapidamente realizei uma pesquisa pela internet.

A pesquisa me mostrou praias lindas e *resorts* incríveis, o que me fez pensar que a região não preenchia um padrão adequado ao meu projeto. Desde meu trabalho realizado no Piauí, a meta estabelecida era levar gestão e capacitação em reanimação neonatal para regiões pobres e remotas do País.

Durante todo o processo do delineamento do estudo, realizado no Estado do Pará, tive a oportunidade de conhecer um pouco da cultura daquele local percorrendo o mercado Ver-o-Peso com a sua estrutura de ferro trazida da Europa no século XIX, durante o período áureo da borracha. Nas imediações daquele mercado, pude passar alguns momentos observando a rotina de alguns pescadores conduzindo as suas embarcações e descarregando as suas mercadorias.

Na minha primeira ida ao município de Salinópolis, avistei a praia ao longe, assim que cheguei à Câmara Municipal dos vereadores para o primeiro encontro com os profissionais de saúde.

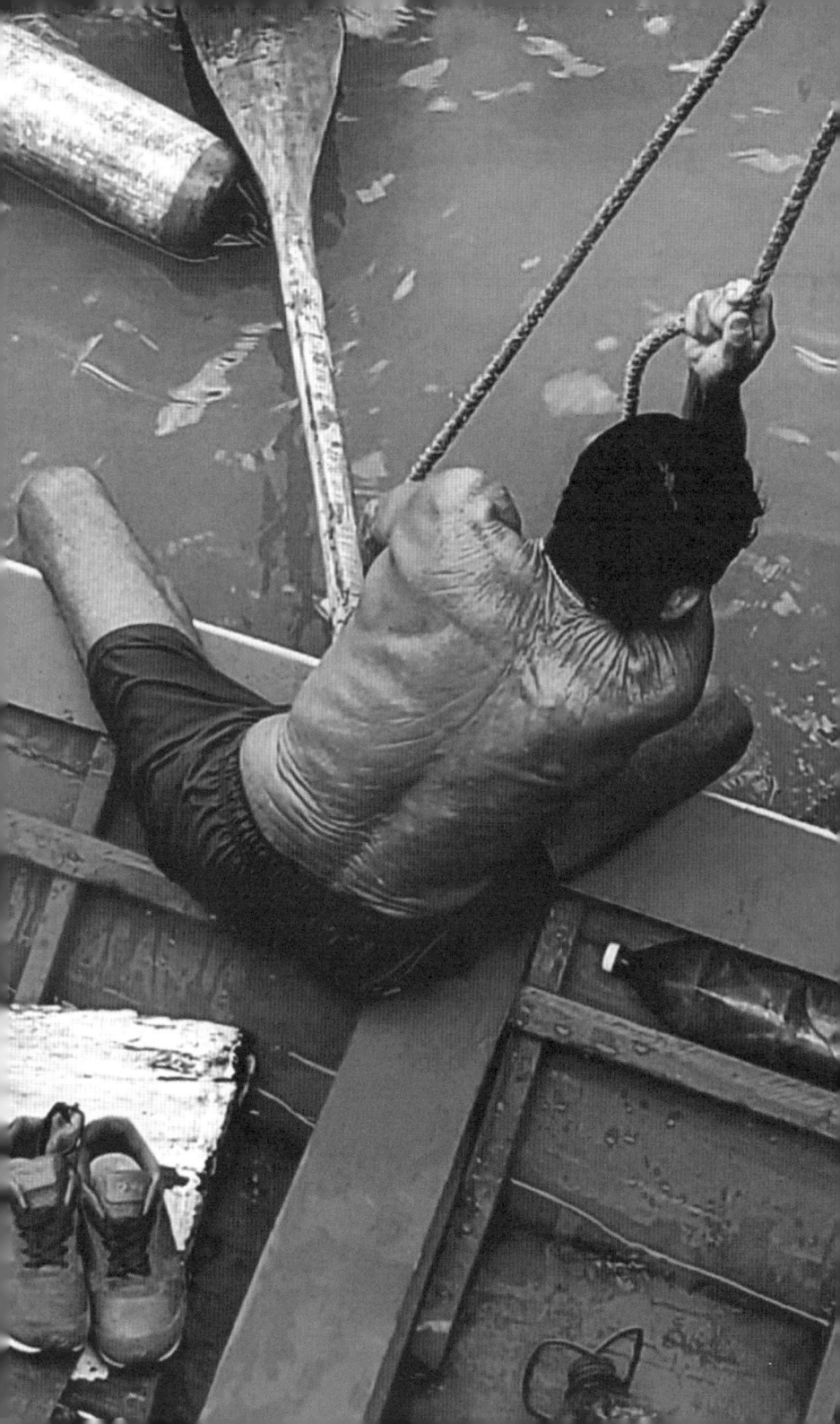

O mar parecia calmo e muito tranquilo!

Quando fomos para a primeira visita ao hospital da cidade, entendi a estratégia solicitada pela Secretaria de Saúde do Estado do Pará.

Encontrei uma sala muito deficiente, com apenas 33% dos itens necessários para reanimar um recém-nascido. Não havia pediatra na equipe médica e a falta de alguns materiais essenciais na sala de parto me fez entender que não era possível reanimar um bebê, ainda que pudéssemos contar com um médico especialista naquele local.

Salinópolis foi escolhida para um projeto-piloto, que mais tarde seria replicado em outras regiões também remotas do estado.

Foram quatro viagens para esse município e muitas dificuldades para o delineamento desse trabalho.

A equipe de Enfermagem mostrou-se muito sensibilizada e motivada a transformar aquela realidade.

O fato mais marcante, e que comprovou essa motivação, foi a compra de um ventilador mecânico manual com a peça em T, adquirido após cada profissional de saúde colaborar com algum valor para a sua aquisição. A enfermeira Geni Kelly, líder da equipe de Enfermagem, organizou a coleta do dinheiro e efetuou a compra do aparelho.

O empenho dessa enfermeira foi essencial para o início da transformação almejada por todos nós.

No intervalo entre duas idas ao município, recebemos a informação de que dois bebês haviam morrido em um espaço de tempo muito curto. Pela descrição das mortes, a causa provável parecia ser a asfixia, responsável pela perda de aproximadamente 4.000 bebês ao ano em nosso País.

Todos os participantes foram certificados pelo Programa de Reanimação Neonatal sob a coordenação da dra. Vilma Hutim, que há muitos anos está à frente da saúde dos recém-nascidos do Pará.

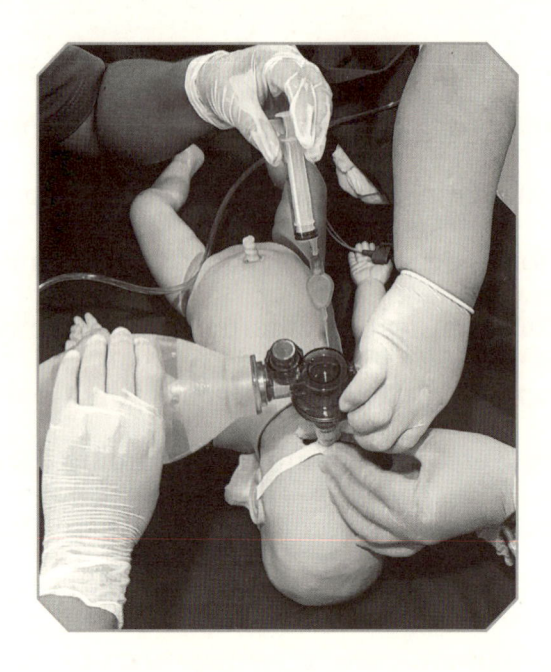

Embora não tenha sido possível estruturar a sala de parto de acordo com o delineamento do meu projeto, ainda assim conseguimos melhorar a assistência dos bebês de Salinópolis.

Em um momento do treinamento dessas equipes, realizei a simulação realística do nascimento de um bebê com necessidade de ajuda para respirar. Ele nascia em apneia e, rapidamente, evoluía para bradicardia e parada cardiorrespiratória. Utilizando os materiais necessários para a sua reanimação avançada, aquela equipe conseguiu reanimá-lo.

Encerrei a atividade parabenizando a equipe pelo sucesso da reanimação, e assim, todos aplaudiram.

Imediatamente após essa atividade, retirei todos os materiais do treinamento e, utilizando apenas os poucos materiais que continham naquela sala de parto, repetimos a mesma simulação.

Diante da escassez de materiais, o desfecho não poderia ser diferente: o bebê evoluiu rapidamente para óbito!

Ao comunicar a morte simulada, o silêncio tomou conta daquela sala de parto e os sorrisos daquela equipe de Enfermagem se recolheram.

Uma enfermeira, visivelmente emocionada, com lágrimas nos olhos, pediu a palavra:

"Diante de tudo o vimos agora, a morte de um bebê vai doer muito para todos nós! Não podemos mais permitir essa situação! Precisamos lutar pela vida desses bebês!".

Na penúltima viagem ao município, quando instalamos o ventilador mecânico com a peça em T na sala de parto, realizei uma nova sequência de simulações realísticas envolvendo parte da equipe e, desse modo, pude constatar que todos estavam muito seguros quanto ao manuseio do aparelho e as suas modalidades ventilatórias.

A maior comprovação dessa minha percepção aconteceu naquele mesmo dia, a poucas horas do meu retorno a São Paulo.

Eu e toda a equipe de apoio estávamos hospedados em uma pousada muito simples localizada a cerca de 1.000 metros do hospital. Enquanto finalizávamos o almoço, recebemos um pedido de socorro por mensagem de celular.

Havia acabado de nascer no hospital um bebê com 36 semanas de gestação com muita dificuldade para respirar. A entrada principal da nossa pousada ficava numa rua paralela à rua do hospital.

Consegui sair pelos fundos daquele terreno por meio de uma saída improvisada devido a uma obra em andamento. Antes de sair correndo, pedi que a equipe de apoio trouxesse todas as malas com os materiais utilizados nas simulações, afinal, ainda havia uma deficiência dos itens necessários à sala de parto daquele município.

A enfermeira Vera, assistente da saúde materno-infantil da Secretaria do Estado do Pará, e a dra. Tatiana Coimbra, consultora nacional da Organização Pan-Americana de Saúde, arrastaram as malas pelas ruas com muita dificuldade. Foi angustiante olhar para trás e avistar todos correndo em desespero!

Ao chegar à sala de parto, uma grata surpresa!

A equipe encontrava-se em volta de um bebê com um desconforto respiratório moderado, respirando com ajuda de uma modalidade ventilatória sob máscara, por meio do ventilador mecânico que havia sido instalado há poucas horas. Todos pareciam muito seguros quanto à conduta realizada. A enfermagem monitorizou o bebê e instituiu os parâmetros ventilatórios corretos àquele caso.

A euforia tomou conta daquele momento! Fiz questão de parabenizá-los com palavras de incentivo e abraços!

Tivemos, então, a oportunidade de fortalecer ainda mais as discussões sobre estabilização pós-reanimação. Junto com a equipe, realizei um cateterismo venoso para infusão de líquidos e medicações.

Progressivamente, o bebê foi melhorando e, em poucas horas, suspendemos a ventilação mecânica não invasiva. Em meio a tanta comemoração por aquele momento, alguém me abraçou e disse: "Já temos o registro do primeiro sobrevivente do seu projeto".

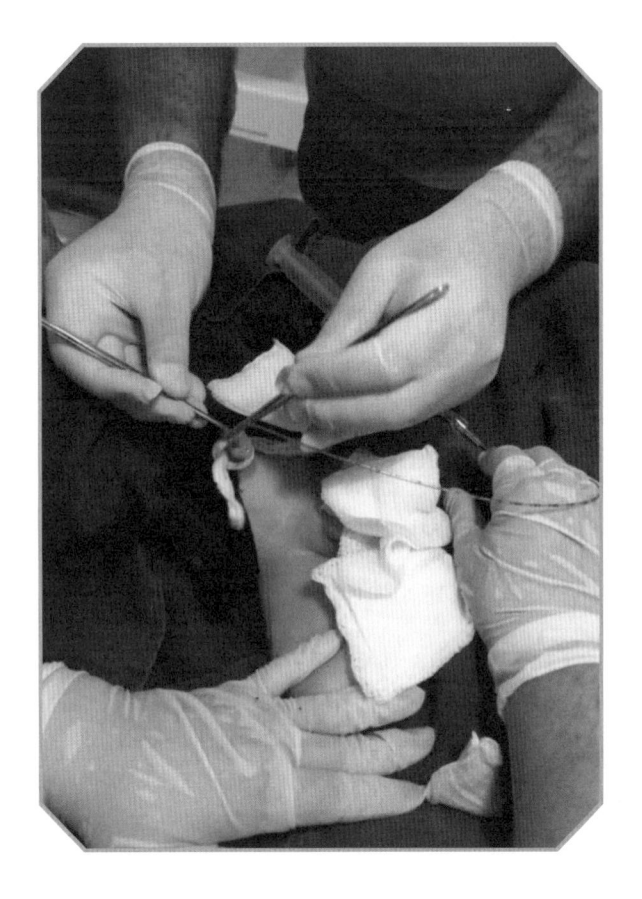

Com o tempo, essa história se repetiu inúmeras vezes!

Alguns meses depois, enquanto trabalhava em São Paulo, recebi uma linda mensagem da enfermeira Geni Kelly:

"Você deixou um legado importante, nos trouxe a reflexão, a responsabilidade de cada um na assistência de um recém-nascido. Dar a chance de respirar é uma missão linda, um privilégio. Tivemos essa oportunidade de nos capacitar e nos aperfeiçoar. As meninas, técnicas de Enfermagem, estão cada dia mais preparadas e mais seguras... O ventilador já salvou muitos bebês e, principalmente, reduziu muitas sequelas".

Após essa linda mensagem, a certeza de que, a partir de agora, os bebês poderão respirar aliviados.

Calmos e tranquilos, como o mar de Salinópolis...

A FORÇA QUE NUNCA SECA

"Eu entrava na água e empurrava o barco.
Não podia perder esse treinamento
de forma alguma!"

Foi uma grande honra receber um convite da Secretaria Especial de Saúde Indígena (SE-SAI) para a realização de um trabalho voltado à saúde neonatal de um Distrito Sanitário Especial Indígena (DSEI) localizado no Estado do Acre. Inicialmente, a proposta relacionava-se somente à implantação do Programa de Triagem Neonatal por meio do treinamento de 40 profissionais de saúde que atuam em comunidades indígenas próximas ao município Cruzeiro do Sul, distante 600 km da capital do Acre, Rio Branco.

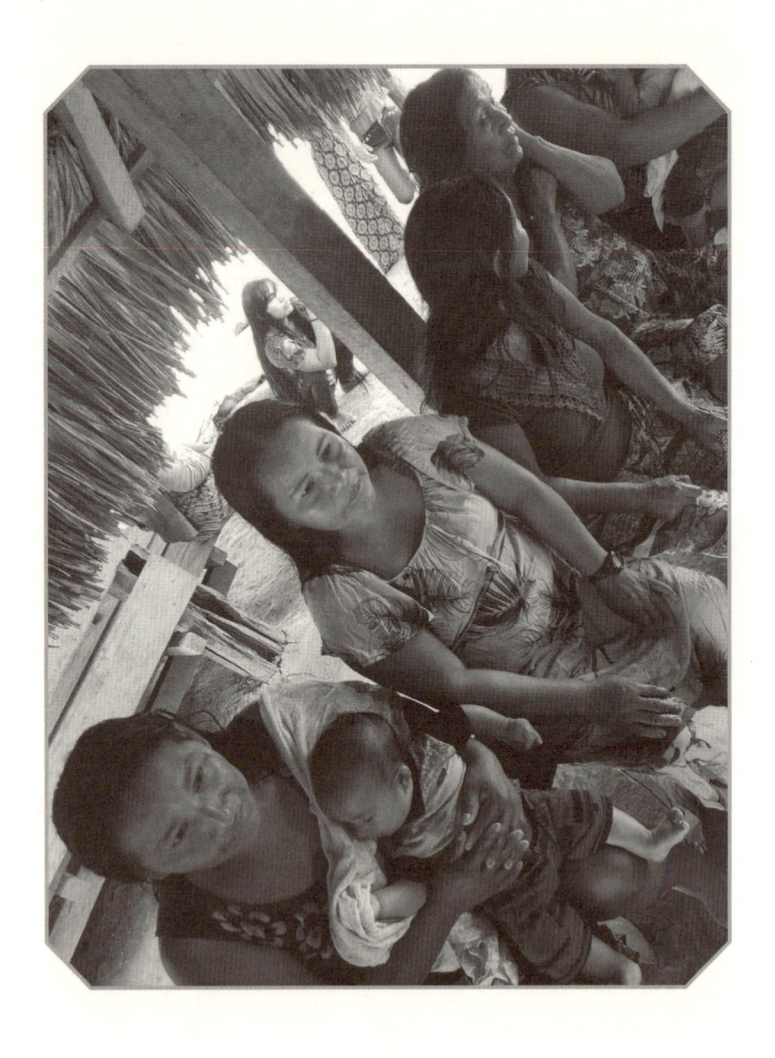

Após algumas negociações, incluímos também um módulo de treinamento voltado ao Minuto de Ouro (os primeiros 60 segundos de vida de um recém-nascido).

Com o apoio da Organização Pan-Americana de Saúde, pude contar com a participação de seis alunos do internato do curso de Medicina do Centro Universitário São Camilo, em São Paulo, no qual sou professor titular de Pediatria.

Após abertura de edital para a seleção dos alunos, um concurso com duas fases foi realizado, selecionando o grupo entre os 49 alunos inscritos.

André Padula, Bruno Gimenes, Luiggi Rangel, Pâmela Demarchi, Rafaela Madia e Théo Mansur foram os alunos selecionados. No decorrer das atividades propostas, a mim ficou muito claro que a seleção desses alunos havia atingido o grau máximo de excelência.

A viagem de São Paulo a Cruzeiro do Sul foi muito extensa, com duas conexões e muitas horas de voo.

O auditório de um hotel da cidade foi o cenário dos treinamentos. Todos estávamos hospedados nesse hotel, alunos, equipe de apoio e profissionais de saúde participantes. Foram três dias intensos de treinamentos e muitas trocas de experiências.

No primeiro dia, três profissionais de saúde que atuavam em uma aldeia indígena muito distante não chegaram a tempo de participar das atividades. A informação que circulava era de que o barco motorizado que buscaria esses participantes havia quebrado, impossibilitando a travessia até uma estrada que os levaria a Cruzeiro do Sul.

O grupo conseguiu chegar à cidade somente no dia seguinte. Com o objetivo de ajudá-los, sugeri que realizássemos os módulos perdidos após o jantar.

Às 20 horas daquele dia, me reuni com esse pequeno grupo no auditório. Estavam muito felizes por aquela oportunidade e não demonstravam nenhum sinal de cansaço, mesmo após uma longa viagem e um dia intenso de atividades.

No intervalo do treinamento, quis saber um pouco mais sobre a atuação daquele grupo de técnicos de Enfermagem na assistência aos bebês daquela comunidade indígena.

Uma técnica me relatou as inúmeras dificuldades da viagem.

Foram 13 horas viajando de barco até Cruzeiro do Sul.

"O rio estava muito baixo. Em alguns momentos, o barco atolava nos montes de areia. Mesmo assim, a gente não desistia! Eu entrava na água e empurrava o barco. Não podia perder esse treinamento de forma alguma."

Naquele momento, ao ouvir esse relato, aprendi um pouco mais sobre a força do profissional de Enfermagem.

Enfermeiros(as) possuem uma força que nunca seca! Não seria a seca de um rio que faria sucumbir essa força! Quanto orgulho senti dos meus/minhas amigos(as) enfermeiros(as) nesse momento...

Em outra conversa, uma técnica de Enfermagem me contou que, após viajar de barco até uma comunidade indígena para a coleta do Teste do Pezinho de alguns bebês, ao retornar com os papéis-filtro do teste preenchidos com as gotas de sangue dos seus pacientes, perdeu todos os exames no momento em que, devido a correnteza do rio, foi lançada na água após o barco virar.

Inúmeros relatos demonstraram toda a dificuldade desse trabalho realizado pela enfermagem, do acesso aos locais mais remotos à logística do atendimento aos bebês. Nada, no entanto, ofuscava a alegria daqueles profissionais por estarem participando daquele treinamento.

Foi emocionante a percepção da sede de conhecimento daquela equipe!

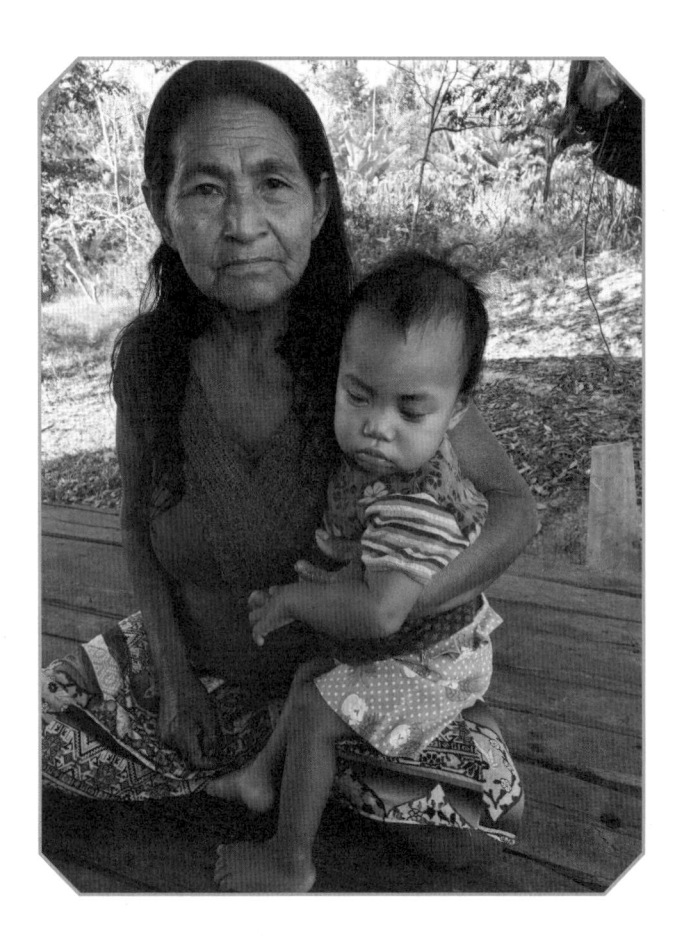

No último dia de treinamentos, fomos tomados por muitos sentimentos de gratidão!

Eu e meus alunos de Medicina recebemos cestas de artesanato indígena repletas de alimentos regionais: farinha, açúcar, rapadura, grãos e tapioca.

Encerramos as atividades apresentando ao grupo treinado uma análise visual dos resultados obtidos, com a aquisição de conhecimentos comprovada por meio de uma avaliação no modelo pré e pós-teste para cada assunto abordado. A cada exposição, todos aplaudiam calorosamente!

Finalizei o treinamento com uma apresentação sobre o trabalho que desenvolvi no sertão do Piauí e, ao final, cada participante foi presenteado com o livro *Uma chance de respirar*, que retrata toda essa trajetória. Pela primeira, vez desde que iniciei a replicação desse trabalho por diversas regiões do País, fui surpreendido por uma plateia me aplaudindo em pé. Foi impossível, nesse momento, conter a emoção.

No dia seguinte, viajamos por quase 100 km até uma comunidade indígena chamada katukina. O objetivo foi realizar o atendimento de aproximadamente 50 bebês na faixa etária entre zero e dois anos.

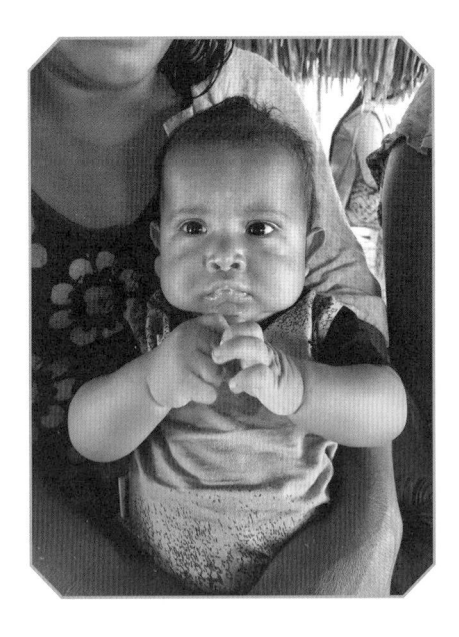

Em espaços que se assemelham a tendas, chamados cupixaua, montamos estruturas de ambulatório médico, com macas, mesas e cadeiras, além de aparelhos necessários para um atendimento médico. Em cada espaço, um aluno de Medicina realizava os atendimentos sob a minha supervisão.

Antes de iniciarmos essas atividades, fomos presenteados com uma linda apresentação musical indígena. Os homens da aldeia cantavam e tocavam alguns instrumentos como violão e tambores. As mulheres cantavam e dançavam a passos bem ritmados. Rapidamente todos nós, alunos, profissionais participantes e equipe de apoio, de mãos dadas e muito emocionados, tentávamos acompanhar aquela dança.

Que linda e emocionante representação da nossa cultura!

Ali, eu estava vivendo um dos dias mais especiais de toda a minha trajetória profissional.

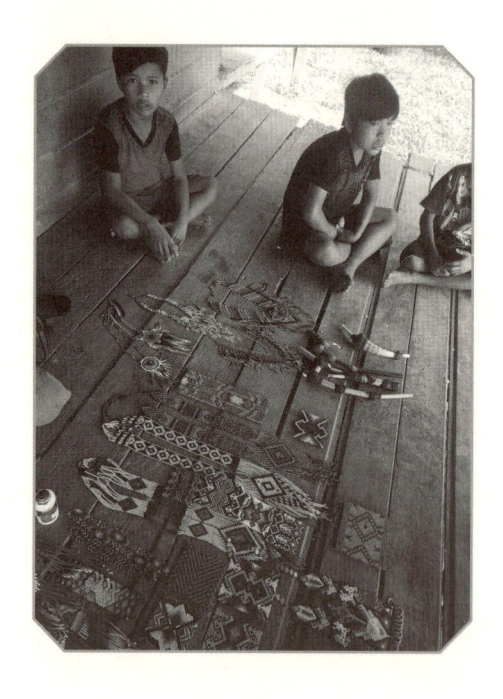

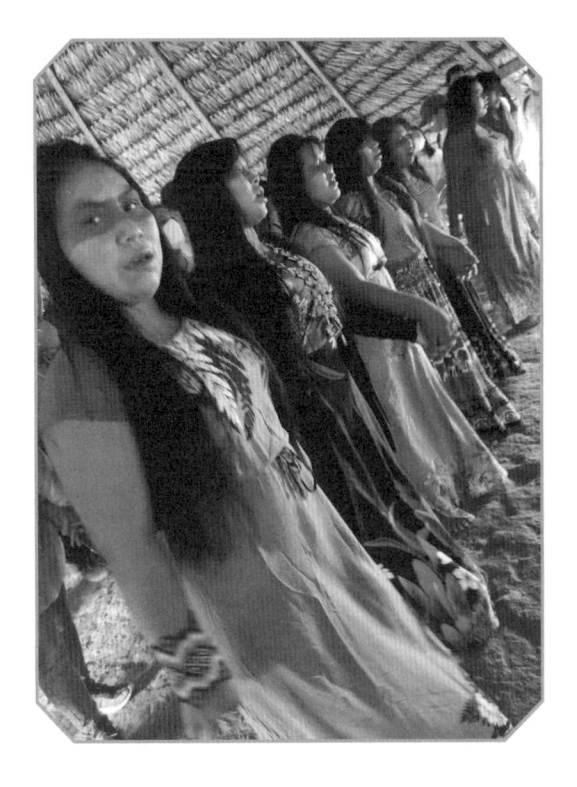

A importância do atendimento realizado por nossa equipe rapidamente foi comprovada pelos representantes da SESAI, pois identificamos bebês com risco para deficiência visual, por meio do Teste do Olhinho, assim como bebês com acentuado retardo de desenvolvimento neuropsíquico-motor, cuja relação com um quadro de asfixia grave ao nascer ou alguma doença metabólica até então não investigada era certa. Tivemos a oportunidade de referenciar esses casos a serviços médicos de Cruzeiro do Sul e Rio Branco.

No horário do almoço, toda a equipe foi conduzida a uma escola indígena para um lanche e um período de descanso. Enquanto fazia uma refeição sentado na grama desse colégio, fui chamado pela equipe de apoio da Organização Pan-Americana de Saúde e SESAI.

O cacique da aldeia em que realizávamos os atendimentos nos procurou com uma senhora carregando uma criança de apenas 50 dias de vida.

Era um bebê katukina que aparentava estar muito doente, com grande palidez cutânea, distensão abdominal, respiração superficial, pulsos filiformes e aspecto desidratado.

Não havia nenhuma condição de realizar um atendimento de emergência naquele local. A avó do bebê não falava português.

Iglê, representante da SESAI local, apenas conseguiu identificar uma queixa de vômitos, diarreia e recusa alimentar. Imediatamente, partimos para a cidade com um carro da SESAI. Naquele carro em alta velocidade pela estrada, eu pude apenas rezar e pedir a Deus que o katukina não morresse sem uma chance de ser atendido por mim em uma estrutura hospitalar.

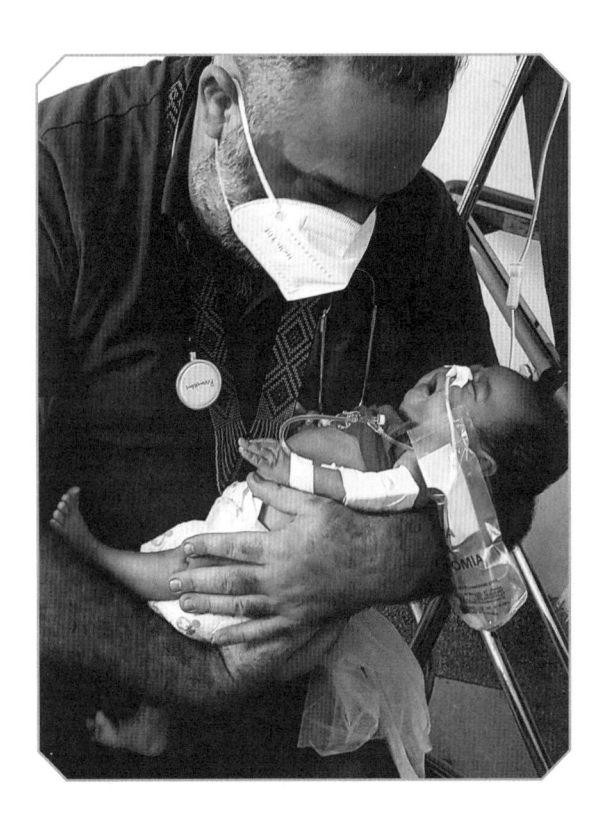

Conseguimos chegar a tempo para esse atendimento em um pronto-socorro de Cruzeiro do Sul. Uma radiografia de abdômen mostrava as complicações de um quadro grave de distúrbio metabólico com necessidade de correção imediata.

Com exames laboratoriais também muito alterados, foi possível realizar os cuidados iniciais e estabilizar o bebê katukina. Ele permaneceu internado sob os cuidados de um médico pediatra local.

Algum tempo depois, já de volta a São Paulo, recebi uma mensagem da coordenadora Iglê. O bebê katukina, após sete dias de internação, havia recebido alta hospitalar.

Desse modo, a vida do katukina continuou nos dias seguintes...

Recebi a mensagem enquanto dirigia meu carro a caminho de casa. Naquele momento, busquei em um aplicativo de músicas uma canção muito essencial para essa história:

"Um índio descerá de uma estrela colorida, brilhante. De uma estrela que virá numa velocidade estonteante. E pousará no coração do hemisfério sul. Na América, num claro instante".

Como não me remeter, nesse momento, à canção *Um Índio*, de Caetano Veloso?

Desde a década de 1980, Caetano passou a ser para mim uma das maiores referências musicais.

Numa análise da canção *Um Índio*, Guilherme Wisnik, professor da Faculdade de Arquitetura e Urbanismo da USP e colunista do "Espaço em obra" na rádio dessa universidade, aponta para o fato de que um índio só descerá de uma estrela colorida após a destruição total da raça indígena e da floresta e, assim:

"(...) surpreenderá a todos, não por ser exótico, mas pelo fato de poder ter sempre estado oculto quando terá sido o óbvio".

O pequeno katukina, "preservado em pleno corpo físico", diante de uma aniquilação total de sua espécie, poderá surpreender a todos, não apenas por ser exótico!

Esse bebê é aquele ser humano óbvio cuja importância quase ninguém vê...

Naquele momento, no entanto, eu a vi!

RESPIRANDO DENTRO DE UMA CAIXA

> "Ele tinha apenas 900 gramas... colocaram o bebê numa caixa de isopor e viajaram para a cidade."

Foram 24 horas de viagem de São Paulo a Portel, localizada numa região muito remota do Estado do Pará.

Foram trechos de uma longa viagem realizada de carro, avião, catamarã, barco motorizado e um intervalo para algumas horas de descanso num hotel em Belém.

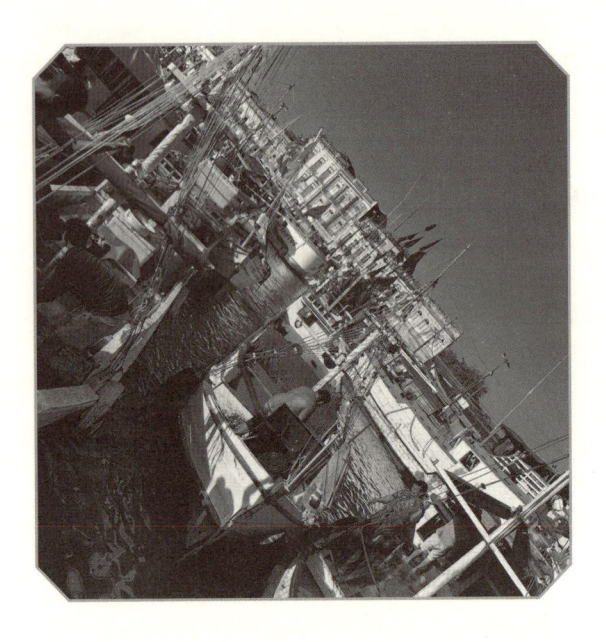

Nessa etapa do projeto, montaríamos a sala de parto e discutiríamos questões de reanimação e estabilização dos bebês, de acordo com protocolos previamente estabelecidos.

Com o auxílio de um grupo de enfermeiros e técnicos de Enfermagem, promovemos uma transformação na sala de parto.

Rapidamente, todos se envolveram naquela proposta.

Foi enternecedor me distanciar daquele cenário e observar o desempenho de técnicos de manutenção furando paredes, enfermeiros carregando caixas, arrastando mesas, retirando excesso de materiais cujo uso não era adequado ao momento da reanimação do bebê, enquanto outros abriam caixas de materiais, limpavam superfícies com panos úmidos e colavam cartazes de protocolos de reanimação na parede.

E assim, em poucas horas, o novo cenário da vida dos futuros bebês de Portel se apresentou!

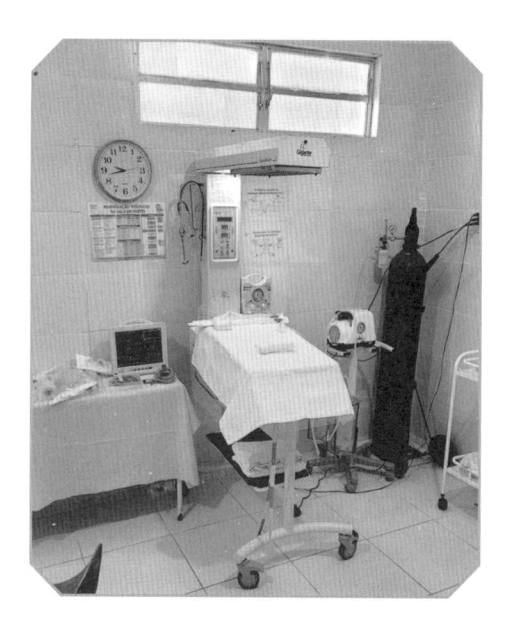

"Nossa, parece que estou em um outro hospital!"

Ouvi essa frase de uma técnica de Enfermagem que, muito sorridente, buscava o melhor ângulo daquela sala para uma *selfie*.

Após toda a organização, retirei dois manequins neonatais da minha mala e discutimos alguns protocolos de reanimação.

A atividade se repetiu durante a tarde daquele mesmo dia, dessa vez, com um grupo maior e vários integrantes do SAMU local, equipe responsável pelo transporte de alto risco dos pacientes.

O semblante daquela equipe não escondia o sentimento de satisfação e orgulho por aquela nova sala de parto.

A enfermeira Vera, minha assistente e membro da equipe técnica da Secretaria de Estado da Saúde do Pará, parecia uma criança feliz ao ser presenteada com um novo brinquedo! Vera, desde o início do meu trabalho no Estado do Pará, simbolizou, para mim, a força e o desejo de transformação dos enfermeiros paraenses.

Ao final daquele dia, realizamos um breve passeio pelo porto da cidade.

Inúmeros barcos ancorados aguardavam a melhora do tempo para partirem para os seus destinos ribeirinhos.

Uma senhora sentada na proa de um barco, com um semblante austero, segurava sua filha no colo. Era nítido para mim que aquela menina, com aproximadamente três anos de idade, apresentava sinais de uma sequela neurológica.

Tentei me aproximar e, delicadamente, quis saber um pouco mais sobre aquele caso. Na conversa, a confirmação de que eu estava diante de uma criança vítima de um quadro de asfixia grave ao nascer.

No barco ao lado, cinco meninas se divertiam no teto daquela embarcação e se deleitavam com a emoção do perigo.

O pai, sentado logo abaixo, me impressionou pela sua tranquilidade diante da aventura de suas filhas.

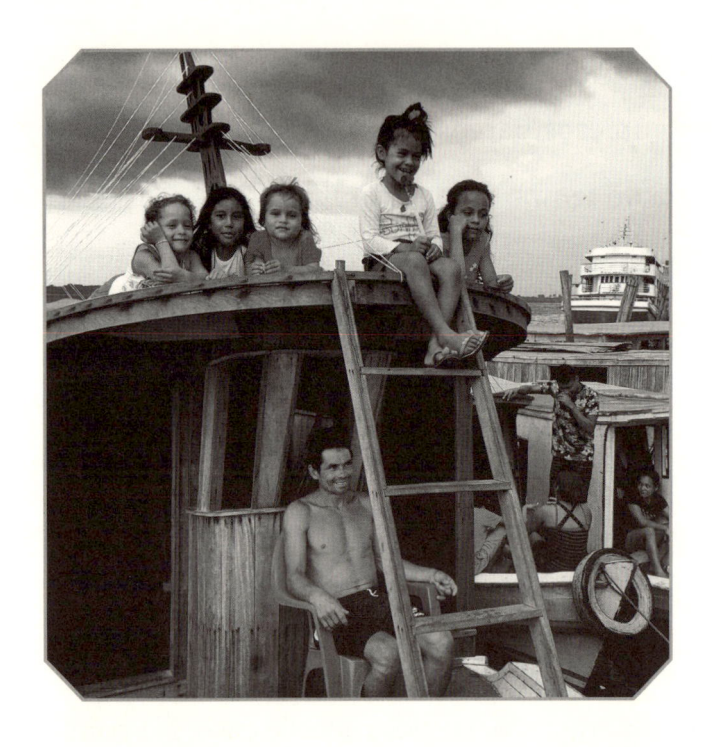

Após uma conversa bem divertida, atravessei a rua e fui até uma mercearia logo à frente daquele porto. Comprei chocolates para todas elas. Minha estratégia para agradá-las me causou alguns segundos de pânico, ao perceber o desespero dessas meninas tentando descer daquele barco para alcançarem os chocolates.

Uma delas enganchou a barra do seu vestido na escada e o susto desse momento quase me fez pular dentro daquele barco.

Mais à frente, um lindo garotinho também se arriscava na proa de outra embarcação. Ficamos observando, com algum receio, os seus movimentos até a chegada de sua mãe.

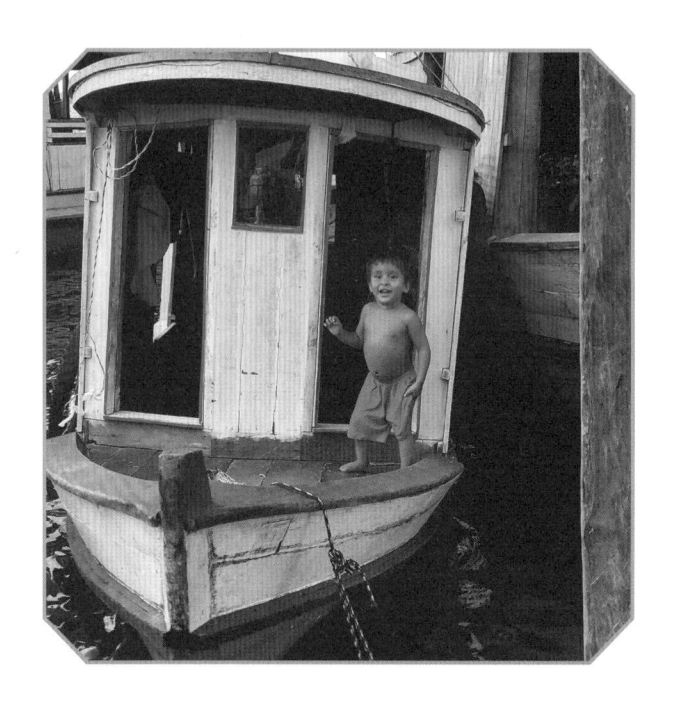

Enquanto isso, recostada em outro barco, uma adolescente, sem perceber, protagonizava uma linda imagem, tendo o entardecer de Portel e as águas do rio Tocantins como cenário ao fundo.

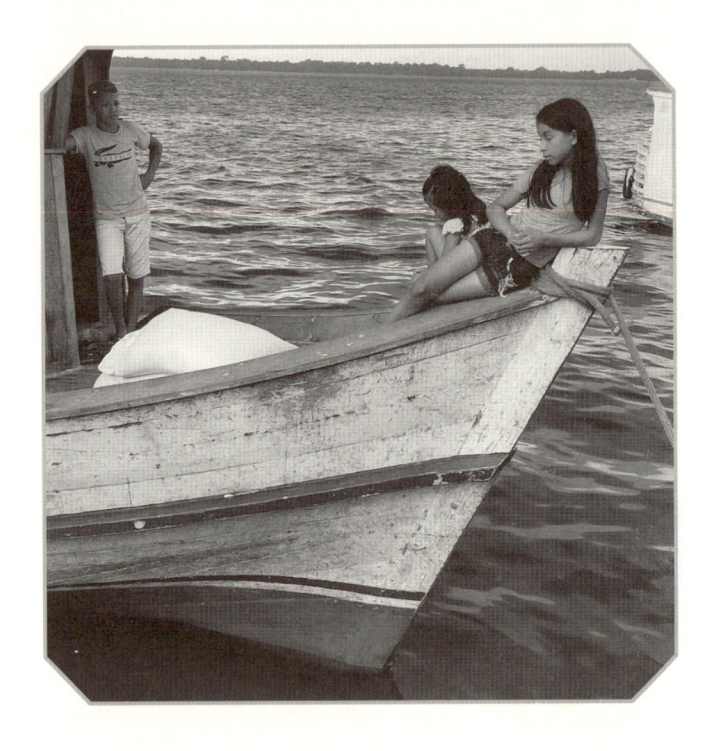

Após esse pequeno passeio pelo porto da cidade, Vera e eu fomos a um restaurante próximo dali. Durante o jantar, tivemos momentos de muita paz e uma incrível sensação de dever cumprido!

Ao voltar para o hotel, fui surpreendido por notícias de outra região remota do Pará.

Era a ilha de Afuá nos enviando gratas surpresas!

Eu já havia iniciado o mesmo trabalho de estruturação da sala de parto e capacitação dos profissionais de saúde dessa ilha.

Uma foto no meu celular mostrava um bebê sendo ventilado dentro de uma lancha durante um transporte fluvial. Na imagem, uma técnica de Enfermagem sorria.

Na mensagem, o diretor do hospital dizia: "O que mais me chamou a atenção foi a alegria estampada no rosto dos profissionais na lancha. Demonstravam segurança. Eles sabiam o que estavam fazendo!".

A alegria dessa técnica de Enfermagem, treinada por mim, também era a minha alegria!

Abri um sorriso e meu coração bateu forte!

No dia seguinte, realizamos novas estratégias de treinamento para todos daquela equipe.

Em uma conversa com uma técnica de Enfermagem que atua em uma vila ribeirinha muito distante, pude me comover com a sua incansável luta pela vida dos seus pacientes.

Ela me contou que, em uma ocasião, havia nascido um bebê prematuro extremo numa região cujo acesso pode demorar até 20 horas de navegação pelos rios de Portel.

"Ele tinha apenas 900 gramas. Como a técnica do plantão não sabia o que fazer, mandou o bebê para casa. Ele piorou e voltou para atendimento. Então, colocaram o bebê numa caixa de isopor e viajaram para a cidade. Mas ele não resistiu e morreu no dia seguinte..."

Diante da tecnologia alcançada pela atual Neonatologia, bebês extremos com apenas 900 gramas são pacientes viáveis e, portanto, é possível garantir-lhes uma boa sobrevida.

Comovente para mim imaginar que, a esse bebê, o destino lhe reservou apenas uma caixa de isopor...

Meus últimos momentos em Portel lembraram um final feliz de novela.

Simulamos um transporte de alto risco que percorreu os corredores do hospital e foi finalizado em frente a uma linda praia do rio que corta a cidade. Após a simulação, diante daquela linda paisagem, todos comemoraram e aplaudiram.

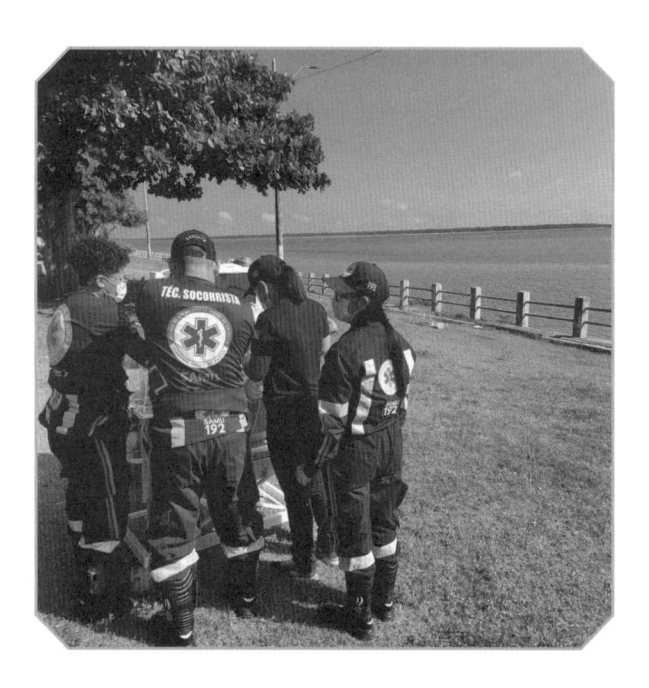

Enquanto os meus novos amigos de Portel voltavam para o local dos treinamentos com os materiais da simulação, fiquei parado por alguns minutos admirando a imensidão daquele rio.

Nesse instante, com o coração muito tranquilo, desejei que, diante da qualificação e do trabalho desses profissionais de saúde, nunca mais tenhamos notícias do transporte de algum bebê numa caixa de isopor.

Que o ar não falte!

E que a vida (sempre) renasça...

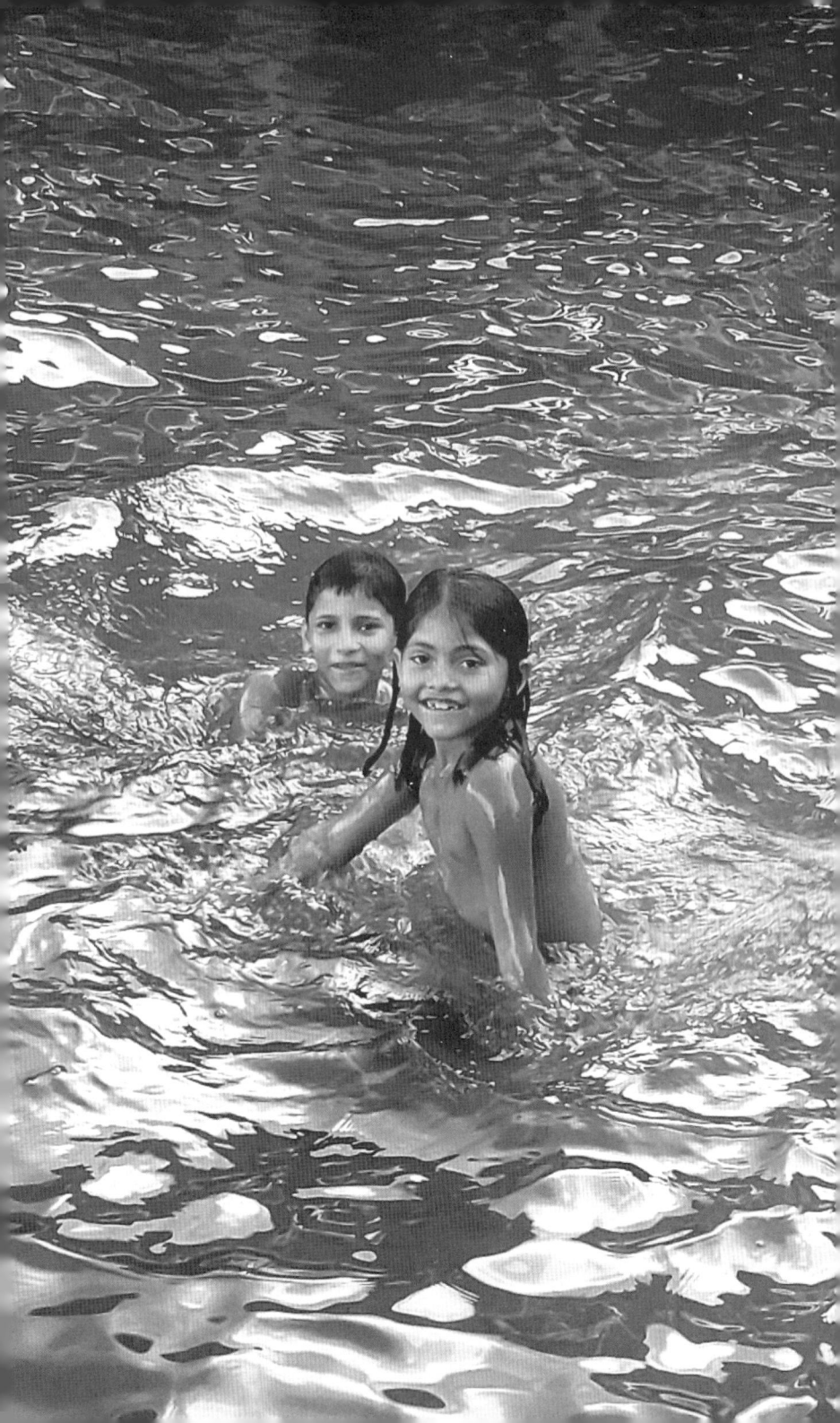

UM PROTESTO CONTRA AS GABRIELAS

"Me ajude a respirar...
só quero viver mais um pouco."

Desembarquei em São Luís em um dia de feriado estadual. O Estado do Maranhão estava comemorando o dia de Nossa Senhora da Conceição.

Percorrendo todo o trajeto do aeroporto ao hotel, localizado próximo a uma praia da cidade, foi possível observar a tranquilidade das avenidas, além de praças e calçadas repletas de pessoas caminhando sem a habitual "pressa de chegar", tão marcante no meu dia a dia no Estado de São Paulo.

Estávamos na véspera de Natal. Em alguns casarões, luzes e decorações alegres anunciavam esse período tão festivo.

Próximo à ponte que separa o lado antigo da ilha da modernidade da grande cidade, havia uma intensa movimentação de pessoas diante da porta de entrada de uma feira de livros que agitava aquele local.

Comemorei com um silencioso sorriso o interesse daquelas pessoas pela leitura.

Após registrar minha entrada em um hotel, visitei pela primeira vez o Centro Histórico de São Luís. Apesar do pouco tempo, fiz questão de percorrer aqueles trechos de cidade colonial portuguesa, remanescentes dos séculos XVIII e XIX, ambientados ao calor incessante da América do Sul.

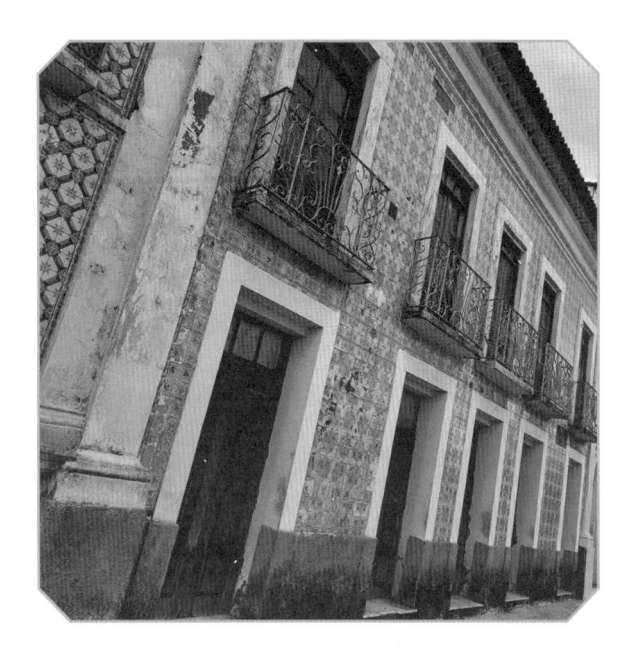

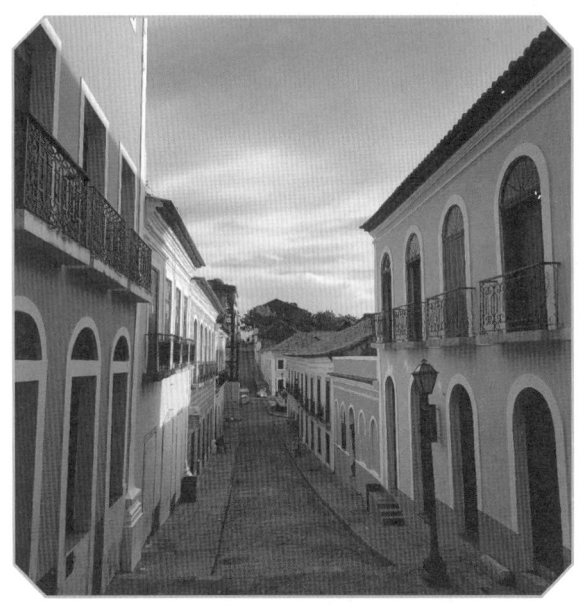

Finalizei minha visita ao Centro Histórico saboreando o típico arroz com cuxá da região, na companhia e delicadeza da sra. Nelma, representante da Secretaria de Estado da Saúde do Maranhão.

No dia seguinte, ainda na madrugada, parti para Santa Inês, no interior daquele estado. Diante da previsão de uma viagem de quatro horas pelas estradas do interior, eu me preparei para iniciar os treinamentos dos profissionais de saúde tão logo chegasse à cidade.

As condições ruins da estrada me deram a impressão de uma viagem muito mais longa. Às seis horas da manhã, com o sol despontando, fizemos uma breve parada para um café da manhã regional: biju com ovo e suco de cajá.

Logo que chegamos ao município de Santa Inês, fomos informados de que todos nos aguardavam em um espaço organizado para os treinamentos.

No estacionamento do hospital, um homem impossibilitado de movimentar-se era acomodado em uma cadeira de rodas. Por alguns instantes, enquanto minhas malas eram retiradas do carro da Secretaria de Saúde, me aproximei daquele homem. Com um semblante muito sofrido e visivelmente debilitado, respirava com a ajuda de um cateter em suas narinas, acoplado a um cilindro de oxigênio. Logo, alguém percebendo o meu interesse por aquele caso, disparou:

"Ele tem esclerose múltipla. Só respira se tiver um cilindro de oxigênio".

Apoiada no vidro traseiro do carro que o conduziu até o hospital, uma placa de isopor pedia socorro e implorava por alguma ajuda.

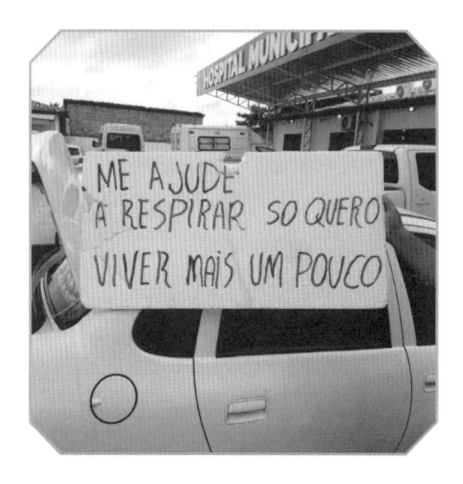

A fraqueza que afetava a respiração daquele homem, nesse momento, passou também a me afetar. Segui para o local das capacitações, mas, inquieto diante daquela situação, voltei ao estacionamento. Mesmo sem saber como poderia ajudar, fiquei observando o momento em que aquele homem foi novamente acomodado naquele carro e partiu...

Na sala de treinamentos, cerca de 20 profissionais de saúde me aguardavam. Compensei aquele pequeno atraso montando de forma muito rápida toda a estrutura necessária para a execução desse projeto.

Materiais necessários para a reanimação de um recém-nascido, oito manequins neonatais, além de três ventiladores mecânicos manuais com a peça em T foram organizados em mesas de apoio.

Logo nos primeiros momentos dessa capacitação, pude observar muitas fragilidades daquela equipe, o que me deixou ainda mais motivado a transformar a assistência neonatal de Santa Inês.

A vontade de aprender de todos os participantes foi invadindo aquela sala de treinamentos.

Em pouco tempo, todos demonstravam muito interesse em aprender e muita segurança nos treinamentos práticos de ventilação pulmonar.

Após um breve intervalo para almoço, fomos para a sala de parto do hospital. Juntos, estruturamos o local de nascimento dos recém-nascidos, organizando os materiais adquiridos pela Secretaria de Estado da Saúde do Maranhão e Organização Pan-Americana de Saúde.

Na sequência, realizamos simulações realísticas utilizando manequins neonatais e, dessa forma, avançamos nas discussões sobre o assunto reanimação.

Uma enfermeira obstetra, após comentar que há 14 anos, desde que assiste recém-nascidos em salas de parto, nunca havia sido treinada e orientada quanto às melhores práticas da assistência neonatal me causou muita tristeza. A tristeza, no entanto, não era maior que minha motivação e determinação por transformar aquela realidade.

No final do dia, visitamos o bebê Josué, reanimado por mim e aquela equipe há quatro meses, durante a minha primeira visita ao município de Santa Inês.

No segundo dia de treinamentos, uma nova equipe, um novo desafio e uma grata surpresa!

Há três semanas eu havia realizado uma viagem para a segunda maior reserva indígena brasileira, localizada em uma região remota do Estado do Amazonas. Nessa viagem, conheci um médico cubano.

Atuando nessa reserva, esse médico demonstrou muito interesse, em nossas conversas, por aprender a reanimar recém-nascidos. Infelizmente, nessa etapa da viagem ao Amazonas, eu não dispunha de materiais de treinamentos, afinal, a proposta era destinada somente a uma imersão naquela região para um estudo sobre a assistência aos bebês indígenas e organização de uma capacitação somente em um segundo momento.

Na minha mala havia apenas materiais necessários a uma reanimação, como balão autoinflável e máscaras faciais.

Diante de tanta obstinação do dr. Yuniel Galivan, improvisamos um treinamento.

Minha mala, disposta em cima da cama, se transformou em um berço de reanimação. Um frasco de desinfetante fazia o papel de um recém-nascido e uma toalha de banho, os campos cirúrgicos. Desse modo, treinamos a sequência de atendimento de um bebê em apneia.

A grata surpresa: dr. Yuniel Galivan trabalha numa reserva indígena do Amazonas, porém, sua família reside no Maranhão.

Ao saber dos treinamentos em Santa Inês, em momento de folga do seu trabalho na reserva indígena, após o meu convite, participou dessas atividades.

Reanimamos juntos manequins de recém-nascidos e não mais um frasco de desinfetante.

A alegria do dr. Yuniel Galivan pela aquisição de todos aqueles conhecimentos transpassou literalmente as divisas do nosso Norte/Nordeste...

Enquanto realizava os treinamentos, fui informado sobre uma cesárea de urgência de bebês gemelares.

Corri até o centro cirúrgico para avaliá-los. Eram duas meninas. A segunda gemelar, após alguns minutos de vida, evoluiu com um desconforto respiratório com necessidade de suporte ventilatório e monitorização.

A equipe de plantão havia sido treinada no dia anterior. Rapidamente, após a minha avaliação, todos se empenharam em salvar aquele bebê.

Corremos para a sala de parto e em poucos minutos a equipe iniciou uma ventilação sob máscara utilizando o ventilador mecânico com a peça em T.

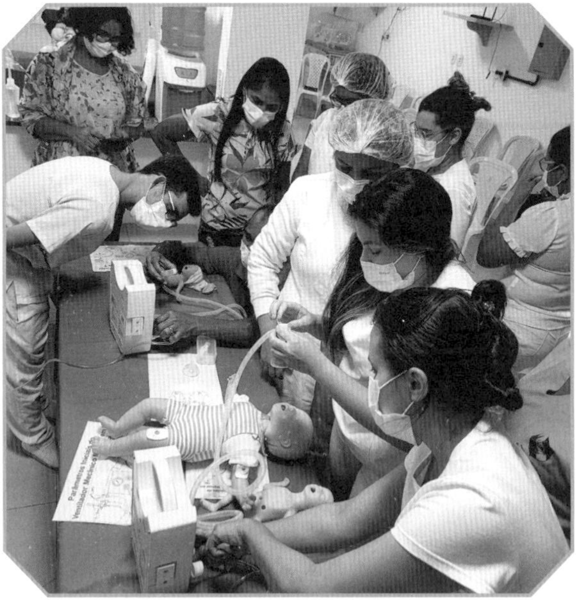

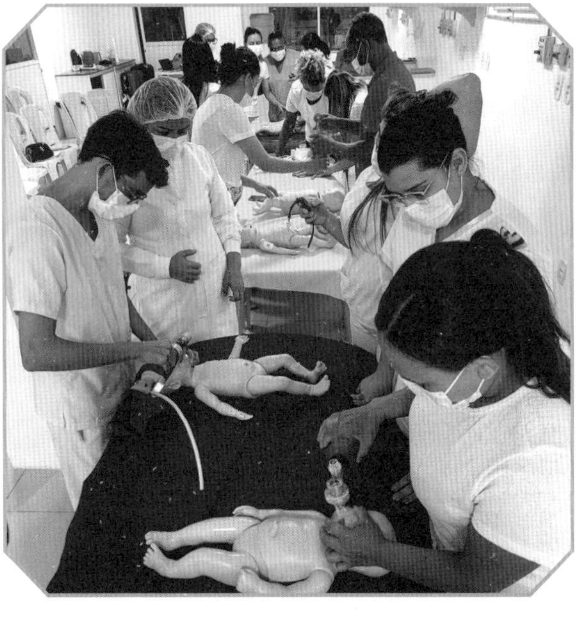

Poucas horas depois, vivemos momentos de muita alegria e comemoração. Isadora, a segunda gemelar, evoluiu bem!

Suspendemos a modalidade ventilatória e promovemos o encontro das irmãzinhas que, vestidas com roupinhas rosas idênticas, em poucos minutos estavam recebendo o aleitamento materno.

Num intervalo entre o atendimento das gemelares e os treinamentos, conversei por mensagem de celular com uma equipe de plantão do hospital do município ribeirinho de Portel, localizado no Pará. Há três dias eu já mantinha contato com essa equipe devido a um bebê intubado diante de um quadro de desconforto respiratório grave.

Devido aos dias chuvosos, não conseguiram autorização para o resgate desse bebê por meio do helicóptero do serviço de atendimento móvel de urgência do estado, assim como também não foi possível transportá-lo de barco até a UTI mais próxima.

Após discutirmos o caso, foi realizada a retirada da cânula que o mantinha intubado com sucesso! O bebê passou a respirar sozinho!

O bebê ficou bem, a equipe e eu comemoramos muito e, no último vídeo enviado, pude ver a linda imagem de um bebê em contato pele a pele com a sua mãe recebendo aleitamento materno.

Aquela imagem me encheu de alegria e esperança.

Era a garantia da vida continuando no dia seguinte...

Ao final do último dia, em uma breve conversa com todos os participantes, foram emocionantes todas as manifestações de agradecimento e motivação.

Dentre tantos momentos felizes, Gustavo, um fisioterapeuta muito engajado e com nítido perfil de liderança, após um momento de agradecimento, olhando fixamente para aquela equipe, discorreu: "A partir de hoje, não aceitaremos mais as Gabrielas na sala de parto!".

Inicialmente, não entendi aquele discurso. Gustavo, com muita expertise, logo nos explicou.

A Gabriela a quem ele se referiu era a personagem da clássica canção Modinha para Gabriela, composta por Dorival Caymmi em 1975.

No trecho mais popular da canção, o comportamento de alguém que não aceita mudanças e não deseja o novo:

"Eu nasci assim, eu cresci assim, e sou mesmo assim, vou ser sempre assim, Gabriela... Sempre Gabriela".

Eu nunca havia interpretado essa canção. De fato, a Gabriela de Dorival Caymmi não aceitava o que lhe parecia novo. Era como se não quisesse mais crescer...

Os profissionais de saúde de Santa Inês, no entanto, após os treinamentos, indubitavelmente, cresceram!

Transformaram-se!

Nada mais será como antes!

Nunca mais as Gabrielas!

A VIDA QUE APERTA E AFROUXA

"O que ela quer da gente é coragem."

Chovia muito e já era noite no último trecho daquela viagem de carro de São Paulo a Uberaba, interior de Minas Gerais. Em certo momento, recebi uma mensagem de voz pelo celular. Era um enfermeiro que atua em uma das regiões remotas do Pará, na qual eu já havia realizado meu projeto de intervenção.

Eram notícias de um bebê com 39 semanas de gestação que havia nascido há poucas horas e apresentava um desconforto respiratório moderado, além de um quadro de hipoglicemia.

Parei o carro no acostamento daquela estrada e enviei algumas orientações quanto à correção daquele quadro metabólico e suporte ventilatório adequado.

Cheguei a Uberaba muito incomodado com essa situação, mesmo após ter recebido a notícia de que aquele bebê havia melhorado após a minha ajuda.

Foi muito difícil relaxar em um hotel da cidade. A todo momento, olhava para o celular em busca de notícias desse bebê reanimado. A equipe lutou muito pela sua vida, mas, antes mesmo de ser transferido para uma UTI neonatal, ele veio a falecer na madrugada do dia seguinte.

Em uma igreja de Uberaba, pude rezar por essa criança e agradecer pelo empenho e esforço dos profissionais de saúde que conduziram esse caso.

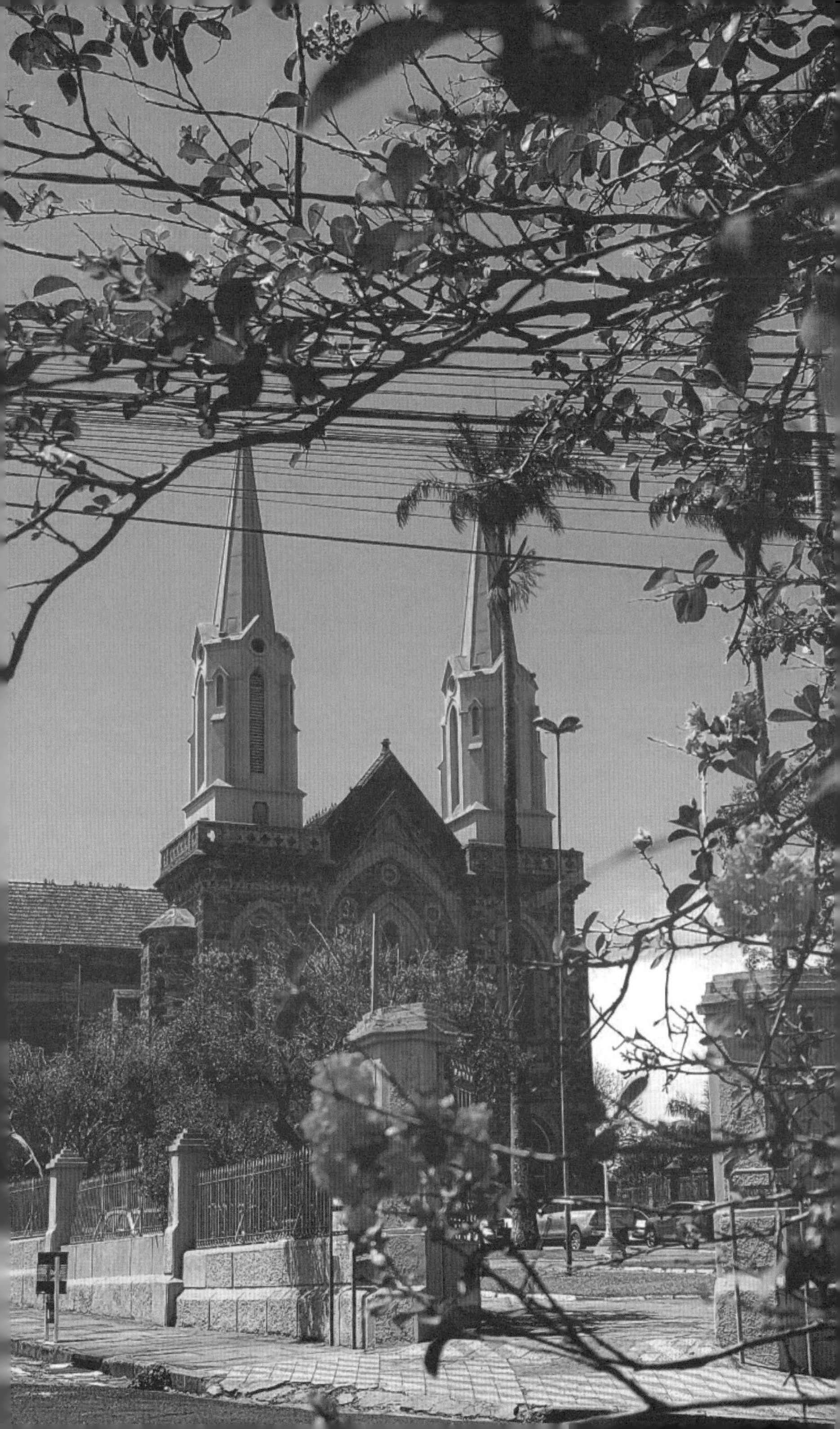

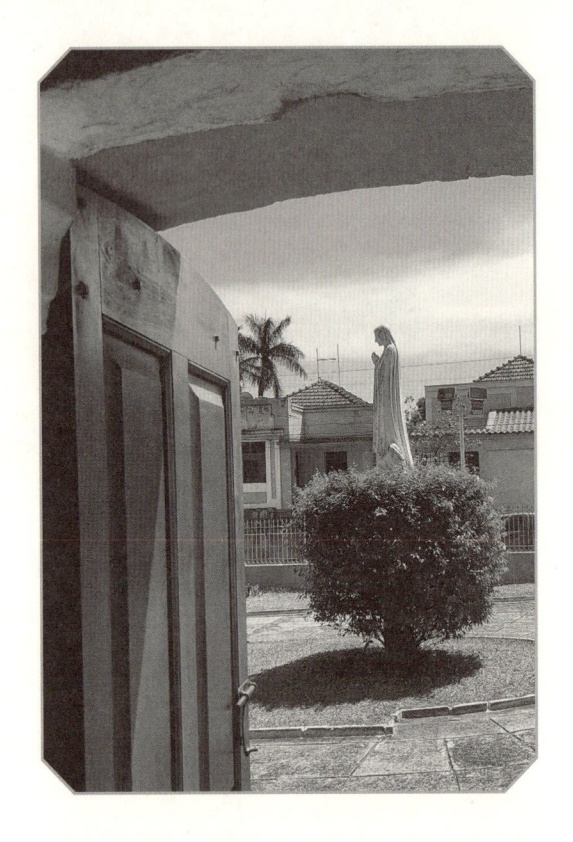

A convite de uma professora de Pediatria da Universidade Federal do Triângulo Mineiro (UFTM), dra. Rafaela Dutra, fui a Uberaba realizar uma palestra sobre toda a minha experiência vivida no sertão do Piauí, além de uma oficina sobre prevenção de hipotermia em salas de parto e unidades neonatais para um grupo de 50 profissionais de saúde, incluindo alunos de Enfermagem e Medicina.

O interesse daquelas pessoas foi muito marcante!

Foi um grande alento conhecer a dedicação da dra. Rafaela Dutra, uma jovem médica disposta a sensibilizar aqueles profissionais de saúde e, dessa forma, melhorar a qualidade da assistência neonatal em Uberaba.

Na plateia, pude contar com a ilustre presença de uma professora muito engajada do curso de Enfermagem, dra. Divanice Contim, coordenadora do Departamento Hospitalar da UFTM.

Ao final da minha apresentação, relatou de forma contundente algumas experiências vividas por ela no sertão do Piauí.

Discorreu sobre um Brasil profundo, desconhecido e quase inatingível por todos.

Citou a obra *Grande sertão: veredas,* importante romance escrito por João Guimarães Rosa, publicado em 1956. Estabeleceu uma comparação entre o meu trabalho voltado à profundidade do nosso País e o mergulho na alma humana realizado pelo escritor mineiro, e também médico, Guimarães Rosa.

Quanta honra senti nesse momento!

De volta a São Paulo, realizei uma pesquisa sobre o processo de criação do *Grande sertão: veredas*.

O escritor, em 1952, percorreu muitas regiões do sertão mineiro, por um período de dez dias, conduzindo uma boiada. A viagem fez parte de um grande laboratório para a criação da sua principal obra. Foi dessa forma que ele pôde fazer anotações sobre pessoas, locais e situações e, assim, descrever de forma muito profunda todo aquele universo cheio de humanidades.

Após estudar todo o processo de criação do nosso grande escritor, pude entender de uma forma mais clara a analogia feita pela profa. Divanice e, assim, me senti ainda mais honrado.

De fato, tenho realizado um mergulho nesse Brasil profundo citado pela professora. Ter percorrido regiões prioritárias do Pará, Acre, Maranhão, Piauí e de tantos outros estados tem sido a principal motivação para a minha atuação como médico.

Aprendo (sempre) muito mais do que ensino!

Joseph Joubert, moralista francês, ao afirmar que "ensinar é aprender duas vezes", tinha razão!

A exemplo de *Grande sertão: veredas*, minha trajetória pelos cantos mais remotos do Brasil tem juntado cada vez mais personagens incríveis com suas histórias de lutas, medos e grandes desafios.

Assim como Guimarães Rosa, eu também conheci alguns Riobaldos, Diadorins, Jocas Ramiros e Otacílias...

Esses profissionais de saúde imbatíveis e que lideram a luta pela sobrevivência de seres tão frágeis, como os nossos recém-nascidos, estão sempre à frente da minha narrativa.

Da mesma forma como a obra *Grande sertão: veredas* representa a expressão máxima daquilo que a ensaísta Dirce Cortes Riedel chamou de o "sertão construído na linguagem", esses personagens treinados por mim representam a saúde neonatal construída pela coragem e esforço dos enfermeiros.

Aquela mesma coragem já descrita por Guimarães Rosa:

"O correr da vida embrulha tudo. A vida é assim: esquenta e esfria, aperta, daí afrouxa, sossega e depois desinquieta. O que ela quer da gente é coragem".

ERA UMA VEZ UM BÚFALO
QUE SÓ QUERIA FICAR ABRAÇADO

"Pode deixar o bebê morrer! A mãe dele é muito nova! Depois ela faz outro..."

Sentado num café no aeroporto internacional de Belém, enquanto aguardava meu voo para São Paulo, fiz uma pesquisa pela internet sobre a vida dos búfalos.

Eu que sabia tão pouco sobre esse animal, fiquei surpreso ao chegar ao município de Soure, localizado no arquipélago do Marajó, região norte do Estado do Pará, e me ver diante de tantos búfalos soltos pelas ruas da cidade.

Percorrendo alguns locais, pude ver inúmeros animais arrastando carroças, soltos pelos pastos entre as casas e até animais montados pela polícia militar como mais uma estratégia de segurança daquele batalhão.

Uma pesquisa aleatória me direcionou à sinopse do livro da psicóloga e escritora Thaís Laham Morello chamado *O búfalo que só queria ficar abraçado*.

Na descrição do livro, um búfalo muito sentimental sofria ao ficar longe de sua mãe. Ela, por sua vez, surge com boas estratégias para ajudar o seu filhotinho a se sentir melhor.

Como são fortes os laços do binômio mãe e filho, tanto para as mães, como para um filhotinho humano ou até mesmo para um filhotinho de búfalo...

A caminho de Soure, recebi algumas informações técnicas sobre o perfil dos profissionais de

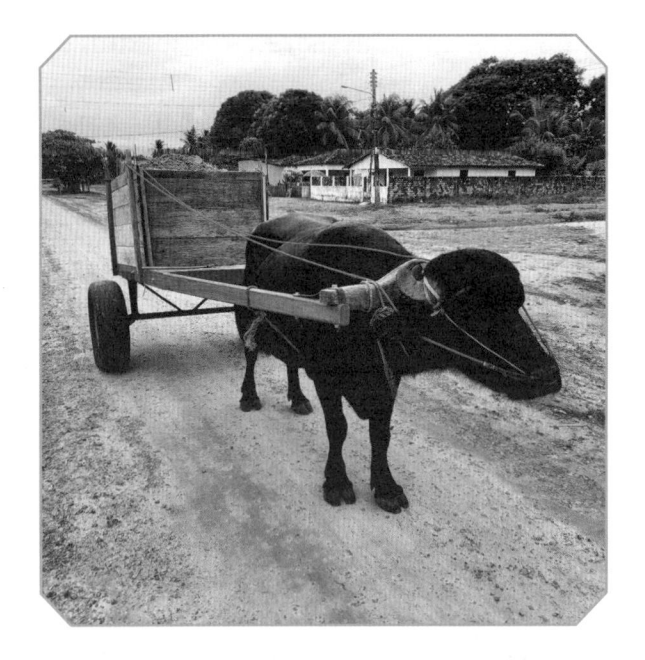

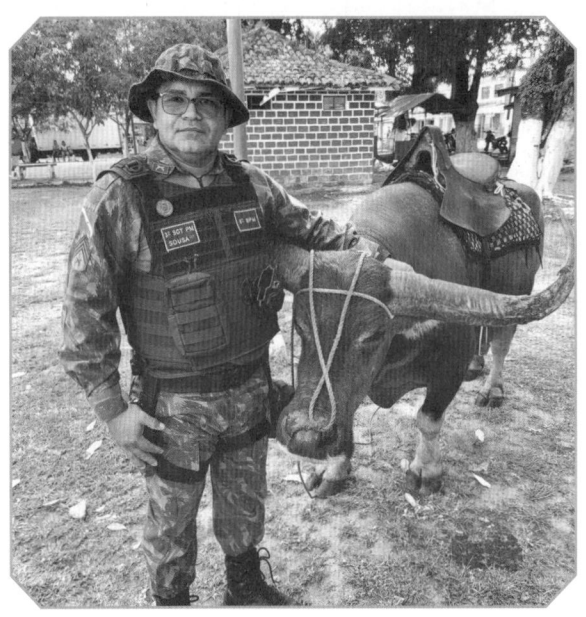

saúde que realizam a assistência neonatal daquele município, o que me causou muita preocupação.

Número muito reduzido de médicos e enfermeiros, equipe formada majoritariamente por técnicos de Enfermagem e nenhum fisioterapeuta compondo aquela equipe.

O desafio parecia ainda maior quando comparado aos outros municípios do Pará os quais eu já havia percorrido.

Nosso primeiro encontro aconteceu algumas horas após a minha chegada, numa sala de aula de uma escola pública.

Eram 30 profissionais de saúde muito atentos a cada detalhe da palestra sobre a minha experiência pelo sertão do Piauí.

Os aplausos calorosos ao final da minha apresentação foi o primeiro indício de que todos estavam dispostos a montar o exército de Soure destinado a salvar vidas dos nossos recém-nascidos.

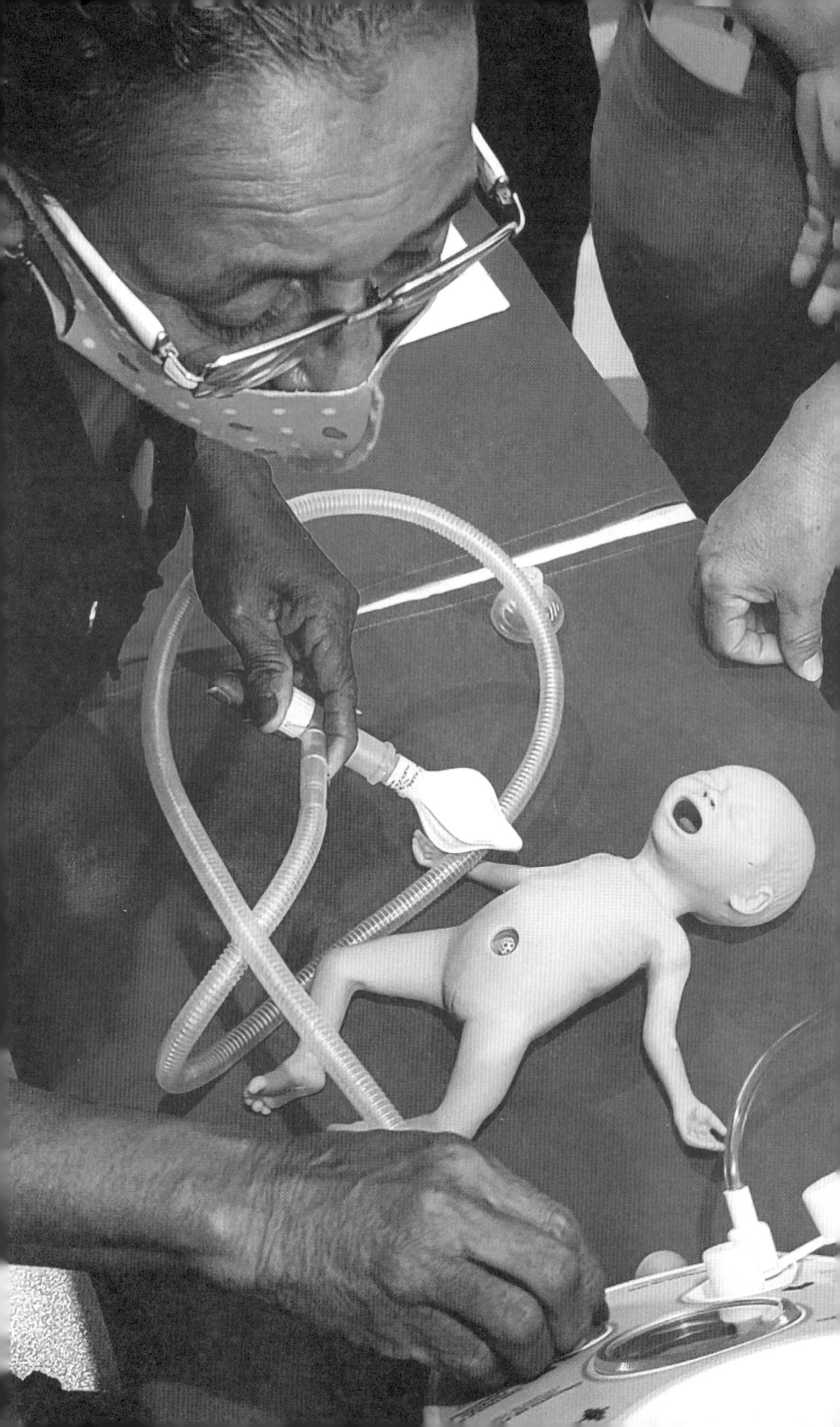

Um dos relatos mais comoventes veio de um fisioterapeuta que não fazia parte do quadro atual de funcionários do hospital.

Tempos atrás, enquanto fazia parte da equipe responsável pela assistência dos bebês, cuidou de um recém-nascido grave, filho de uma mãe adolescente.

Não era possível oferecer a esse bebê cuidados de terapia intensiva em Soure. Desse modo, o paciente aguardava uma vaga em alguma UTI do estado.

Diante da angústia da espera e da grande dificuldade de remoção, a avó desse bebê disse: "Pode deixar o bebê morrer! A mãe dele é muito nova! Depois ela faz outro...".

O grande fisioterapeuta, no entanto, com toda a sua humanidade, sensibilidade e respeito ao seu paciente, não desistiu da vida!

Mesmo diante de condições tão precárias e desfavoráveis, estabilizou seu pequeno paciente da melhor forma possível, até a sua transferência para Belém.

E, dessa forma, a vida desse bebê continuou no dia seguinte...

Acordei muito cedo no primeiro dia de trabalho para percorrer parte do pequeno porto da cidade. Em um dos trechos, observei atentamente a movimentação de alguns pescadores organizando as suas embarcações.

Alguns barcos estavam atolados na lama daquele mangue e, assim, proporcionavam uma beleza muito particular àquele local.

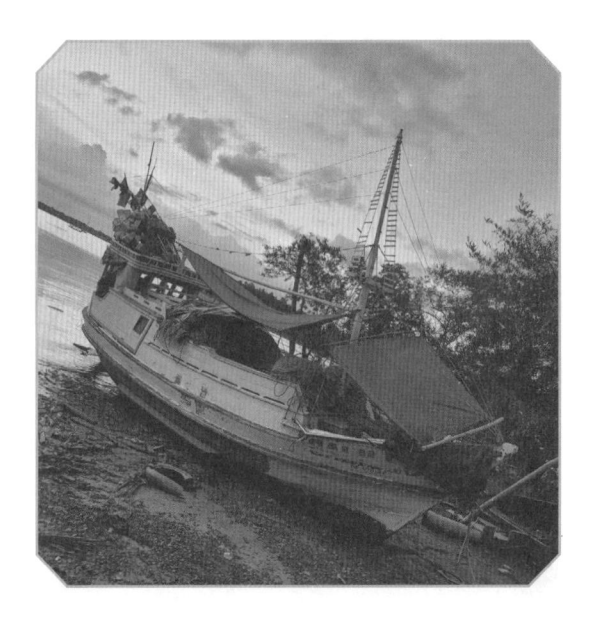

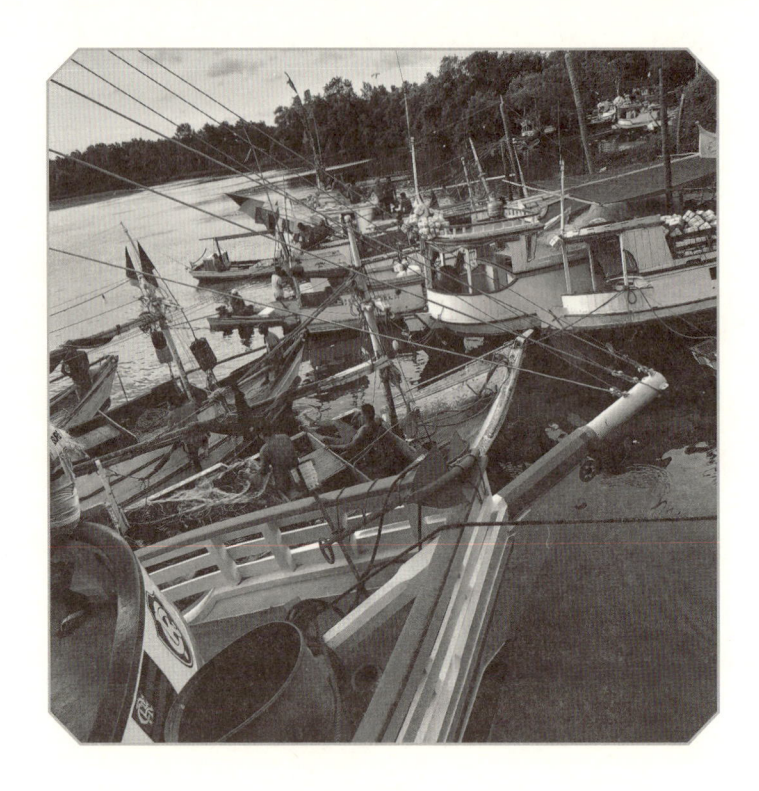

Os treinamentos do primeiro dia aconteceram no Centro de Referência e Assistência Social (CRAS) do município. Divididos em dois períodos, 30 profissionais de saúde receberam treinamentos por meio de simulações realísticas, nos quais os protocolos de assistência aos recém-nascidos em sala de parto foram intensamente abordados.

A poucos minutos de iniciarmos os treinamentos da segunda turma, fui chamado por uma enfermeira que estava de plantão.

Ela solicitou ajuda para o atendimento de um bebê em caráter de urgência.

Como estávamos distantes do hospital, pediu que uma ambulância me buscasse.

Um bebê com apenas 20 horas de vida, desde o seu nascimento, apresentava um quadro de náuseas, vômitos e cianose.

Nesse momento, tive a oportunidade de discutir aquele caso com a equipe de Enfermagem. Juntos, realizamos aspiração de leite das vias aéreas e estômago, estabelecemos um período de jejum, além de uma hidratação venosa, radiografia do tórax e abdômen e outras orientações gerais.

Em torno de seis horas após finalizar a segunda etapa dos treinamentos, retornei ao hospital para uma reavaliação desse caso. O bebê apresentou uma boa evolução e, no dia seguinte, recebi sorrisos de gratidão da mãe e avó desse bebê.

No segundo dia de trabalho, as atividades aconteceram na sala de parto daquele hospital. Uma equipe aguerrida, em poucas horas, transformou aquele cenário.

Arrastamos móveis, limpamos paredes, organizamos todos os materiais necessários à reanimação de um bebê, calibramos um ventilador mecânico e, novamente, realizamos algumas sessões de simulações realísticas.

Durante as atividades, uma surpresa! Um parto foi realizado e, assim, um lindo bebê com boa vitalidade estreou aquele novo local de nascimento.

A celebração da vida nunca havia sido tão especial para mim e para aqueles profissionais incansáveis!

Após a realização de todos os cuidados, pude ensinar àquela equipe algumas técnicas do procedimento chamado cateterismo periférico da veia umbilical utilizando a placenta e o segmento do cordão umbilical desprezado após o nascimento do bebê. Os enfermeiros daquela equipe não escondiam a empolgação e alegria por aquele momento de aprendizado.

E assim, finalizei minhas atividades em Soure, convicto de que a vida de muitos bebês, a partir de agora, continuaria nos dias seguintes...

Enquanto organizava as malas com os materiais de treinamento, recebi uma mensagem pelo celular. Eram notícias de um bebê do município de Portel, também localizado no Pará.

Após a indicação de uma cesariana devido a um sofrimento fetal agudo, um bebê com 38 semanas de gestação e 3.100 gramas de peso nasceu com muita dificuldade de respirar. Prontamente reanimado pela equipe de Enfermagem, recebeu suporte ventilatório sob máscara por meio do ventilador mecânico manual com a peça em T, instalado há poucos meses naquele hospital.

Pelo meu celular, um vídeo confirmou o desconforto respiratório moderado diante daquela equipe empenhada em salvar aquela vida.

Pude orientar por telefone um plano de hidratação e infusão de glicose e discutir os parâmetros ventilatórios necessários para aquele caso.

Foram 24 horas de evolução na sala de parto de Portel até a liberação de um leito de UTI no município de Barcarena, cuja distância exigiu um transporte aéreo.

Comemorei imensamente a notícia de que o bebê havia sido transportado em condições estáveis até o seu destino por uma equipe do serviço de atendimento móvel de urgência em um helicóptero.

Já era final de tarde quando fui ao comércio da cidade em busca do famoso queijo Marajó.

A caminho, avistei um búfalo arrastando uma carroça numa estrada de terra. Pedi que o motorista parasse o carro.

Em conversa com o condutor daquela carroça, soube que aquele animal era muito dócil. Pude então me aproximar, acariciar o seu pelo e abraçá-lo.

Era uma vez um búfalo que só queria ficar abraçado!

Era uma vez um médico pediatra que também só queria ficar abraçado!

Afinal, não apenas os búfalos gostam de abraços...

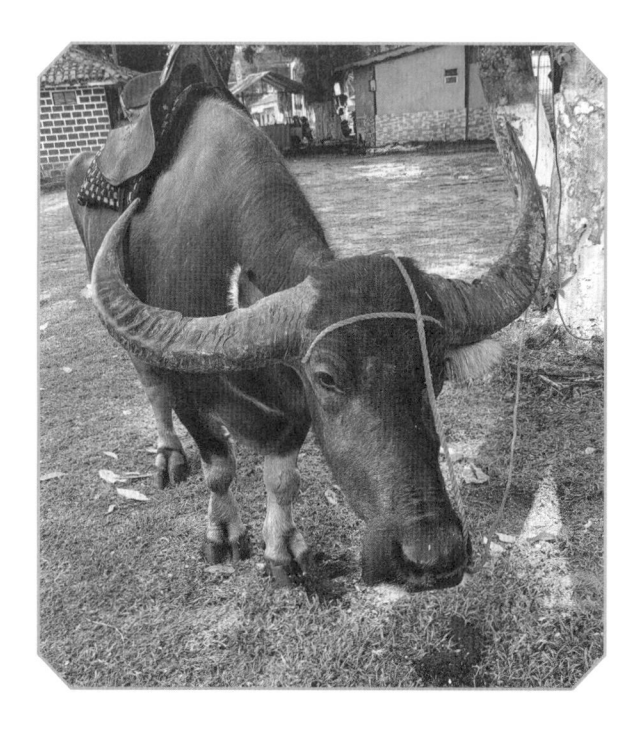

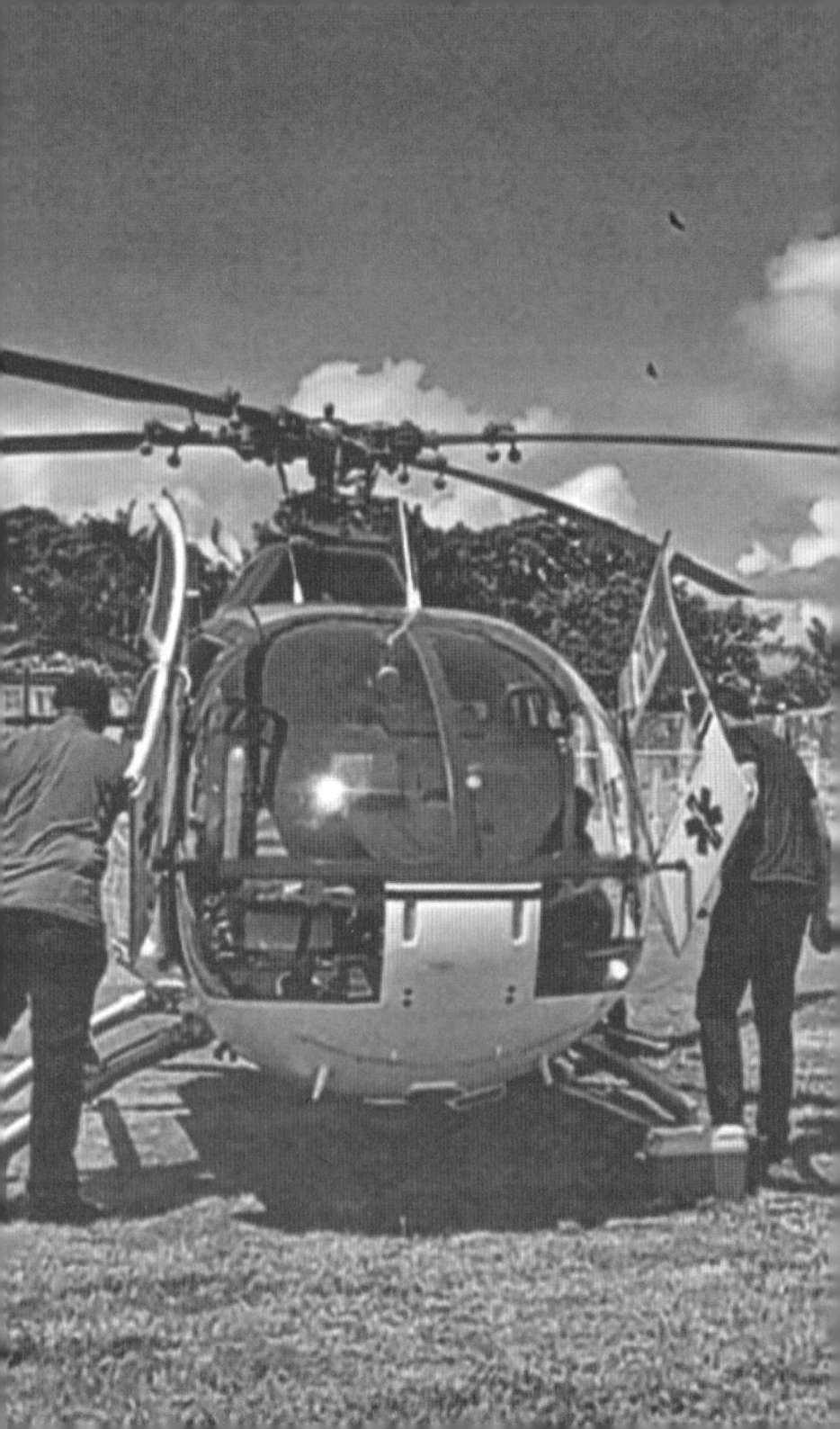

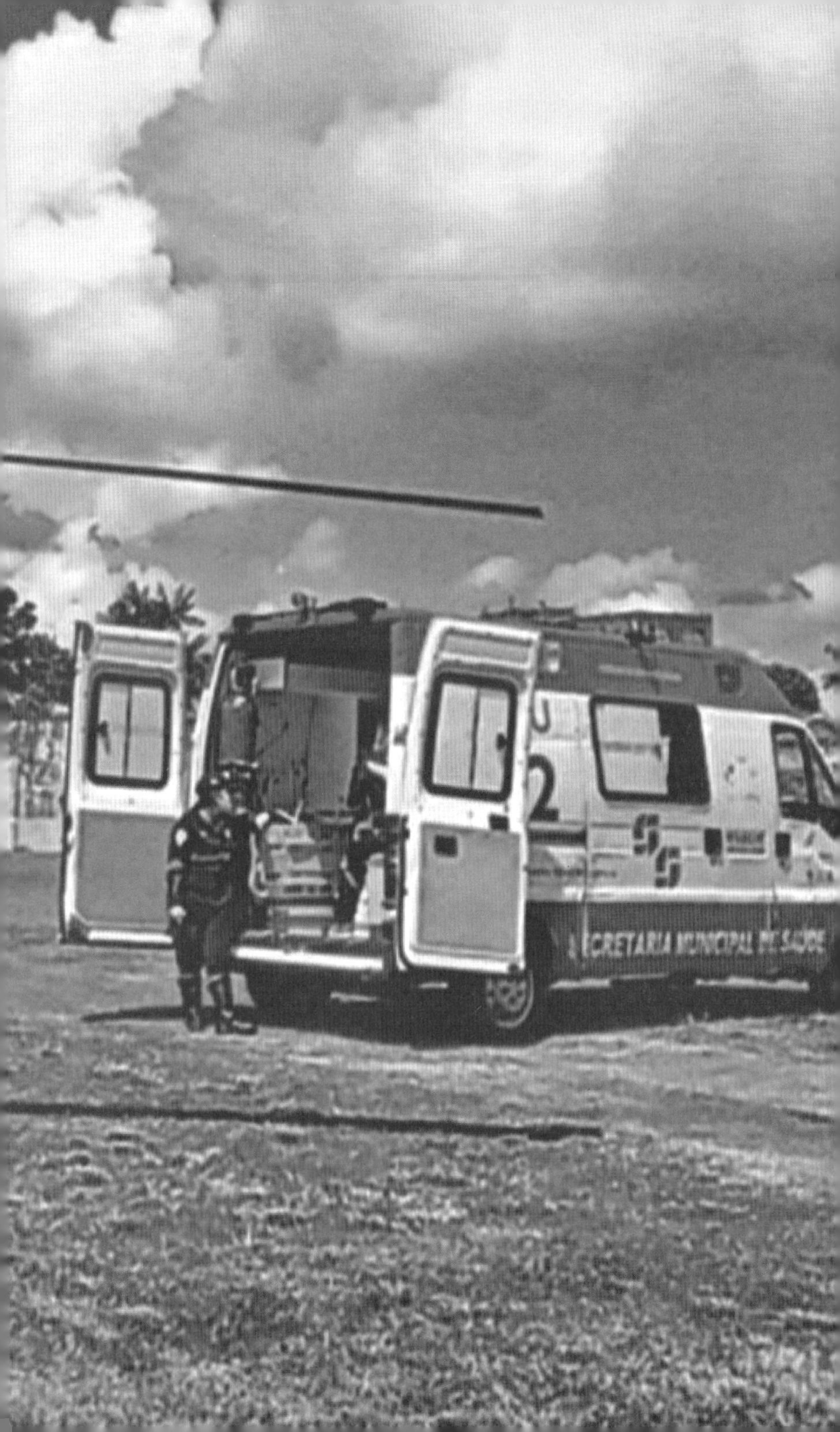
ECRETARIA MUNICIPAL DE SAÚDE

UM ABALO SÍSMICO NO PERU

"Os bebês do lado do Peru
dependem do Brasil."

A pós retornar da comunidade indígena do Alto do Rio Solimões, devido ao ajuste dos horários de voos, permaneci dois dias e uma noite em Tabatinga, região remota do Estado do Amazonas.

Localizada na região da tríplice fronteira entre Brasil, Peru e Colômbia, o município de Tabatinga é a principal referência para as comunidades de índios brasileiros que compõem o segundo maior distrito sanitário indígena do País.

Após me hospedar em um hotel da cidade, pude visitar os municípios peruano e colombiano que integram a fronteira.

Pelo lado da Colômbia, percorri o município de Leticia, com o seu comércio popular e restaurantes que atraem turistas brasileiros.

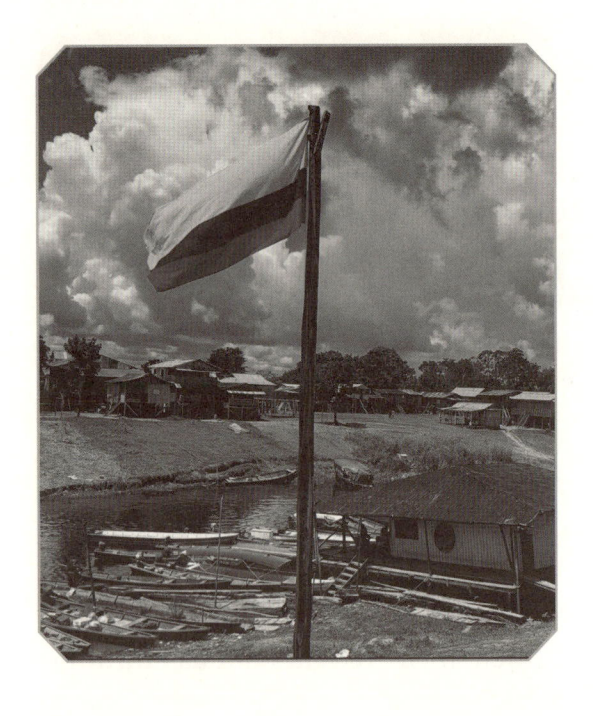

Pesquisando sobre a assistência neonatal desse país, soube que, embora haja serviço especializado de Pediatria em Letícia, muitas gestantes migram para o município brasileiro de Tabatinga, mesmo estando cientes de um referenciamento organizado para gestantes e recém-nascidos nesse país, com garantia de transferências para a capital, Bogotá.

Após percorrer a cidade de Leticia e almoçar em um restaurante típico colombiano, com apenas dez reais fiz uma travessia em uma canoa para uma ilha localizada no Peru chamada Santa Rosa del Yavari, pertencente à província Mariscal Ramón Castilla.

A pequena Ilha de Santa Rosa possui em torno de três mil habitantes e sua cultura reflete uma mistura das influências dos três países da fronteira, sobretudo dos índios nativos de etnia ticuna.

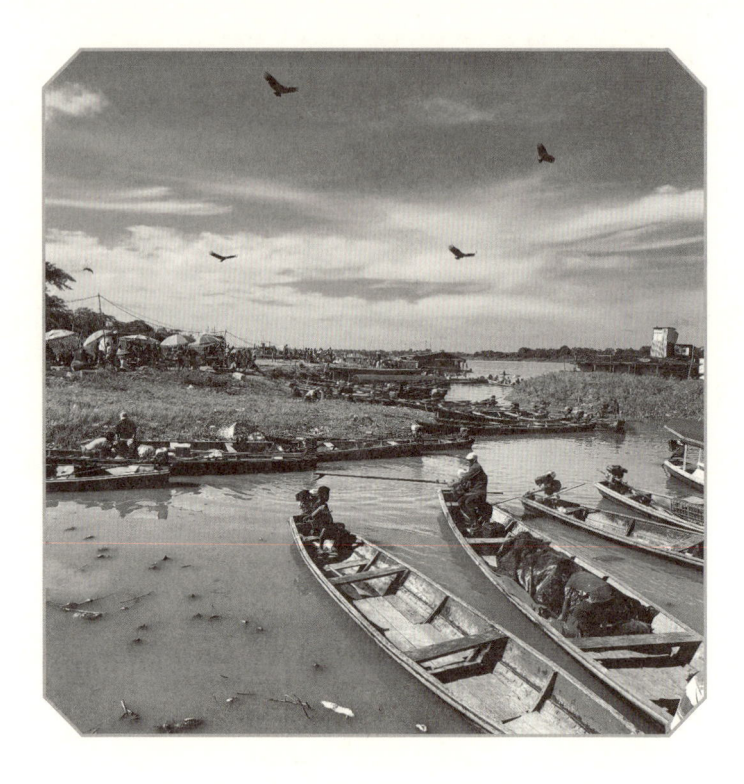

Ao chegar à ilha, pude percorrê-la em um mototáxi.

Os traços de uma pobreza extrema eram marcantes sob todos os aspectos daquele local.

Um serviço de assistência médica muito fragilizado faz com que grande parte das gestantes migrem para o Brasil.

Em uma loja de artesanatos peruanos, após me apresentar como médico pediatra, uma senhora me disse: "Os bebês do lado do Peru dependem do Brasil".

Soube ainda, em um serviço brasileiro da fronteira, que era comum a admissão de bebês peruanos asfixiados, não apenas da Ilha de Santa Rosa, mas também dos vilarejos de Caballococha e Islandia, cidade peruana habitada por israelitas.

Muitos, após serem estabilizados no Brasil, são transferidos para Iquitos, localizado em território peruano. Outros bebês recebem alta hospitalar no Brasil somente após a resolução completa do seu quadro clínico.

Ter percorrido esses três países em um único dia me despertou o interesse por realizar um trabalho de assistência a recém-nascidos independentemente de suas nacionalidades.

Algo intitulado: "Saúde neonatal sem fronteiras".

É provável que essa seja a minha próxima meta.

Pelo lado brasileiro, visitei a unidade de pronto atendimento, que também funciona como maternidade. Apesar de todas as dificuldades, a maternidade conta com um pequeno serviço de cuidados intermediários neonatais e apenas um leito de UTI neonatal.

Bebês mais graves e com necessidade de ventilação mecânica prolongada são transferidos por via aérea para a capital do Amazonas, Manaus.

Ao visitar a maternidade brasileira, tive o privilégio de conhecer um médico pediatra colombiano.

Dr. Víctor Chavez me pareceu um médico muito humano, responsável e competente.

Que sorte para os bebês brasileiros, peruanos e colombianos!

Dr. Víctor Chavez, indubitavelmente, é um tríplice médico pediatra!

Após um dia exaustivo, tive uma noite de descanso num hotel em Tabatinga. Por volta de seis horas da manhã, em território brasileiro, foi possível sentir um abalo sísmico que aconteceu no Peru.

Um terremoto de magnitude 7,5 na escala Richter atingiu aquele país.

Acordei na madrugada sentindo a cama em que dormia balançar. Muito cansado, naquele momento, não entendi que se tratava de um terremoto. Assustado, permaneci na cama tentando entender aqueles tremores. Em cima de um frigobar do quarto do hotel, havia uma caixa de pizza que eu havia pedido no início daquela noite. A caixa se moveu após as trepidações e caiu no chão.

Diante de tanto cansaço, acabei adormecendo e, somente no dia seguinte, fui informado sobre o terremoto.

Realizando uma busca sobre o ocorrido pelas redes sociais, li que, segundo a agência AFP, o terremoto ocorreu no centro da Amazônia peruana e se espalhou para o norte e a zona central, afetando a região costeira e andina do Peru, como Cajamarca, Piura, Tumbes, Lambayeque, Ancash e Lima.

Segundo a Defesa Civil peruana, nas primeiras horas que se sucederam ao terremoto, pelo menos 75 pessoas haviam sido afetadas.

Passados alguns dias, fiz novas buscas sobre o terremoto e sobre notícias das vítimas, mas não encontrei outras informações.

A viagem de volta a São Paulo foi muito exaustiva. Foram 12 horas entre voos e conexões em aeroportos.

Ao chegar em minha casa, organizei, numa estante, os artesanatos que havia comprado na Colômbia e no Peru.

Observando atentamente cada detalhe da riqueza do artesanato desses países, adormeci em um sofá, conduzido pela paz que senti ao perceber que estou me tornando um médico sem fronteiras...

VIDAS, LENÇÓIS E OUTRAS MARAVILHAS

"(...) no decorrer da viagem, confesso que estava muito inseguro...Imaginei que ele não iria chegar com vida".

A gestante era uma adolescente com apenas 12 anos de idade. O semblante triste não escondia a falta de planejamento daquela gravidez. De uma cesárea, nasceu uma menina com 39 semanas de gestação. Imediatamente após esboçar um choro, evoluiu com dificuldade para respirar.

Estávamos retornando do horário do almoço para o primeiro dia de simulações realísticas na sala de parto do hospital municipal de Santa Inês, interior do Estado do Maranhão.

Enquanto organizava os bonecos que seriam utilizados naquele treinamento, fui chamado pela equipe que aguardava a aula em um dos corredores.

Rapidamente, todos iniciaram o atendimento da Ana Gabriela: aquecimento, estabilização das vias aéreas, monitorização e suporte ventilatório não invasivo.

Os olhares atentos de todos eram a minha certificação de melhora diante da transformação daquele serviço.

A resolução do quadro demorou algumas horas. Somente após liberá-la para o contato pele a pele com a sua mãe, reiniciamos a segunda etapa dos treinamentos, diante dos sorrisos de contentamento daquela equipe.

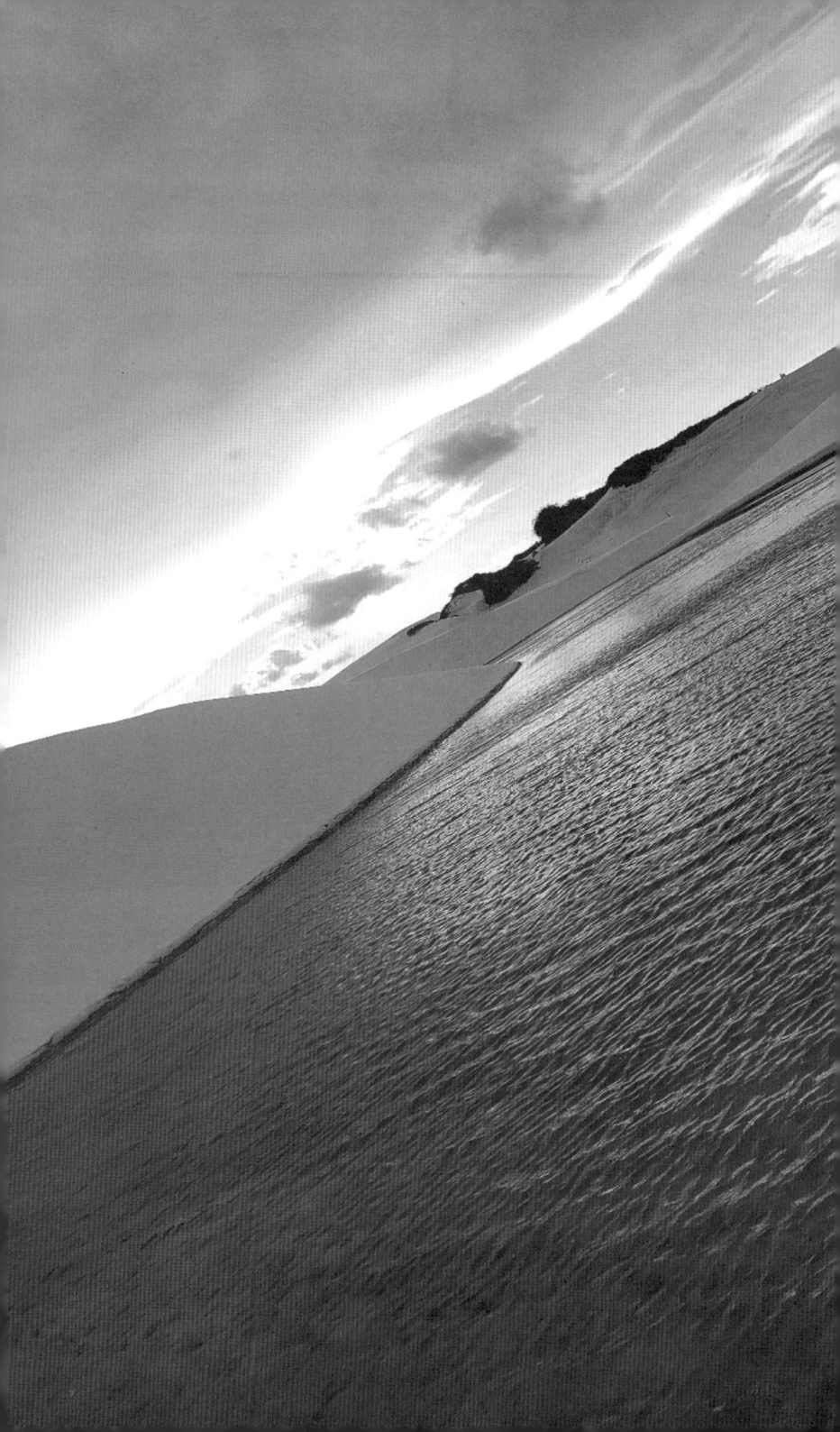

No dia seguinte, durante o intervalo para o almoço, fui surpreendido por dois convites inesperados. Francisco, um enfermeiro, havia solicitado que sua sogra preparasse um prato típico da região para mim: guisado de vísceras de bode. Dr. Yuniel Galivan, o médico cubano que também participava dos treinamentos, simultaneamente me ofereceu um almoço típico do seu país.

Desse modo, a melhor estratégia foi unir a gastronomia cubana e maranhense em uma única mesa. À minha frente, um guisado de bode, um arroz típico de Cuba, um peixe assado e uma "panelada" de mocotó.

Após um almoço maravilhoso cercado pelos meus queridos amigos, uma nova emergência.

De um parto vaginal, com período expulsivo prolongado, nasceu José.

Com 39 semanas, 3.100 gramas, apresentou um desconforto respiratório moderado com necessidade de reanimação.

A equipe, muito solícita, rapidamente realizou toda a sequência necessária para a sua estabilização. Instituímos um suporte não invasivo sob máscara facial e mantivemos a monitorização daquele caso.

Após quatro horas de evolução clínica, o desconforto havia se intensificado. Sem possibilidades de solicitar exames mais elaborados para elucidação daquele caso, como uma gasometria arterial e radiografia de tórax, resolvi intubá-lo para que fosse oferecida uma ventilação mecânica mais segura.

Realizei o procedimento sob os olhos atentos de todos e pude contar com a assistência de toda aquela equipe.

Enquanto isso, a equipe técnica da Secretaria de Estado da Saúde buscava um leito de UTI Neonatal para aquele bebê.

Após uma vaga cedida no município de Coroatá, distante 200 km de Santa Inês, partimos em uma ambulância terrestre.

Estrategicamente, assumi um papel de observador durante todo aquele percurso. Minha intenção naquele momento era avaliar toda a assistência prestada por aquela equipe.

Na estrada, recebi uma ligação informando que teríamos que alterar a rota. Faltavam apenas 70 km para o destino final, mas, apesar de tudo, tivemos que viajar mais 250 km até a capital do estado, São Luís.

Ao cruzar o pequeno município de São Mateus do Maranhão, fizemos uma breve parada no hospital da cidade para uma nova punção vascular e um breve descanso do grupo. Vários profissionais da equipe de Enfermagem daquele hospital se aglomeraram na porta da ambulância. Todos queriam ajudar de alguma forma. Em silêncio, pude observar por alguns minutos a mais linda manifestação de amor ao próximo, característica tão nobre e essencial dos profissionais de Enfermagem.

Era madrugada quando chegamos ao hospital Benedito Leite, localizado na capital. O bebê José foi entregue a uma equipe muito atenta a cada detalhe daquele caso.

Na porta do hospital, recebemos a notícia de que outro bebê estava sendo reanimado naquele exato momento em Santa Inês.

Heitor, com 37 semanas, nascido de parto vaginal, não respirou ao nascer, mas, nos seus primeiros segundos de vida, pôde contar com a brilhante atuação da médica pediatra dra. Concita e sua equipe de enfermagem.

Às quatro horas da manhã, fomos informados por uma rede social que o bebê havia apresentado excelente evolução após a atuação da equipe e que seria entregue à sua mãe.

Na mesma rede, um técnico de Enfermagem havia postado um vídeo seguido por um emocionante texto descrevendo toda a luta e superação daquela equipe para salvar o bebê Francisquinho: "(...) no decorrer da viagem, confesso que estava muito inseguro... Imaginei que ele não iria chegar com vida".

Faltava muito pouco para amanhecer o dia, quando me hospedei num hotel próximo ao aeroporto da cidade. Com o restante do dia livre para um descanso, após poucas horas de sono, decidi fazer uma viagem até Barreirinhas com a intenção de conhecer a famosa região dos Lençóis Maranhenses.

Todo o cansaço se esvaiu quando me vi em frente às impressionantes e intermináveis dunas sinuosas entremeadas por inúmeras lagoas.

A beleza infinita dos Lençóis fez meu coração bater forte.

Com a ajuda de um guia, pude percorrer parte daquele oásis, mergulhar em algumas lagoas, sentir a vibração de cada grão de areia nos meus pés e contemplar aquele céu infinitamente azul.

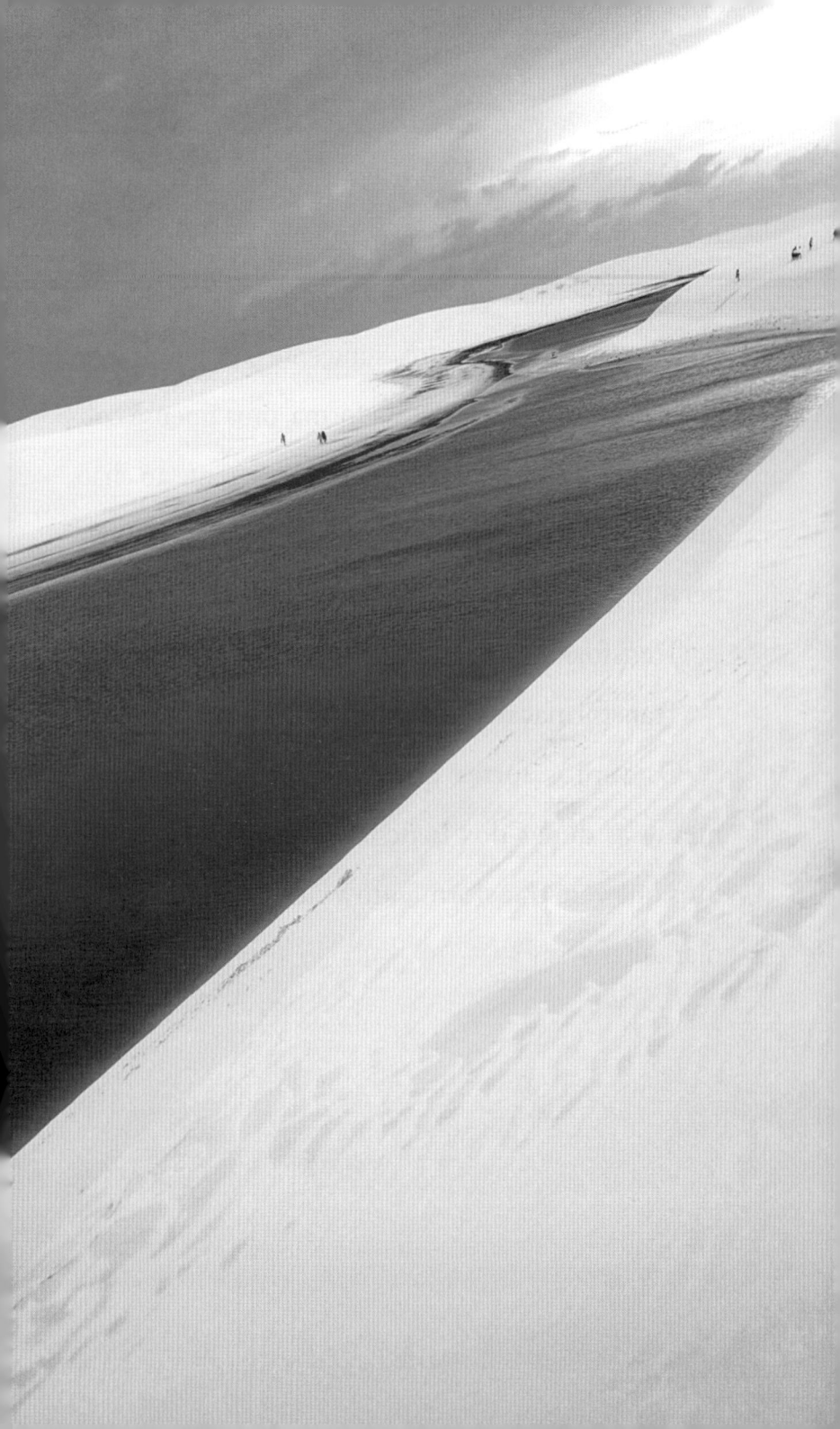

De volta ao hotel, ao realizar uma pesquisa sobre todo o processo de formação daquelas incríveis dunas, entendi que todo aquele fenômeno tem início quando o vento sopra com força suficiente para levantar do chão os grãos de areia. Dessa forma, uma imensa colisão de grãos forma uma nuvem de areia rente ao chão, que vai moldando de forma contínua toda aquela exuberante paisagem.

Transformação das dunas...

Transformação das vidas...

Os ventos fortes que transformam continuamente as dunas dos Lençóis parecem ser os mesmos que vêm transformando a vida de alguns bebês maranhenses.

RE-NASCER, RE-NASCIMENTO, RE-NATO

> "Eu só queria levar meu filho
> de volta para casa."

O destino final era uma ilha do Pará cujo acesso se faz pelo município de Macapá, capital do Estado do Amapá.

Desembarquei em Macapá sob um sol muito forte que provocava uma sensação térmica em torno de 35 °C.

Apesar do calor insustentável, visitei rapidamente a Fortaleza de São José de Macapá, construída em 1764, no século XVIII, para proteger o rio Amazonas e a capital do estado de invasões das terras brasileiras pelos espanhóis, por meio de suas muralhas com 15 metros de altura.

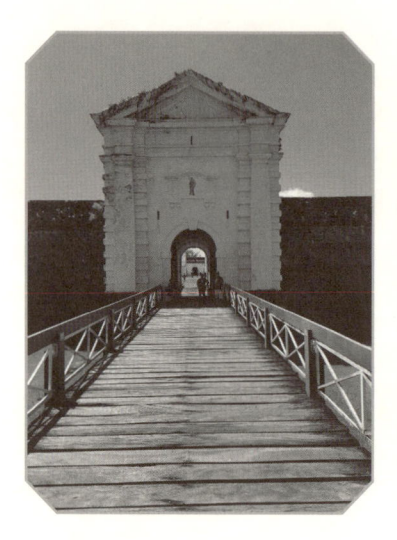

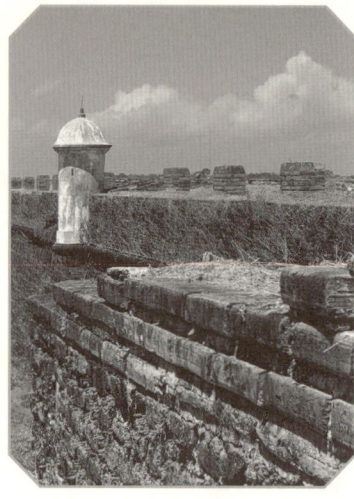

Naquele início de tarde, também realizei uma breve viagem ao município de Porto Grande, localizado a 100 km da capital.

Eu havia recebido algumas informações sobre as precárias condições da assistência aos recém-nascidos desse local e, por esse motivo, realizei uma visita à sala de parto do único hospital da cidade.

No dia seguinte, após o café da manhã, embarquei para a ilha de Afuá. Após três horas de travessia pelo rio Amazonas, cheguei ao meu destino.

O objetivo dessa segunda viagem à ilha era finalizar o projeto de capacitação dos profissionais de saúde responsáveis pela assistência neonatal e estruturação da sala de parto, conforme acordo firmado entre a Secretaria de Estado da Saúde do Pará e Organização Pan-Americana de Saúde, com a qual respondo pela consultoria desse trabalho.

No início da noite, realizamos um encontro com alguns profissionais que atuam na sala de parto.

Antes de iniciarmos uma aula que discutiria procedimentos necessários à estabilização de um recém-nascido grave, quis saber um pouco sobre a atuação das equipes após o início desse projeto, há cerca de três meses.

Enquanto ouvia as histórias, passei a observar atentamente o comportamento daqueles profissionais de Enfermagem.

Os semblantes tranquilos e felizes me transmitiram muito otimismo e satisfação.

Um bebê com 42 semanas de gestação e 3.400 gramas de peso, filho de uma gestante adolescente, nasceu sem respirar e seu coração quase não tinha batimentos. Aquela equipe de Enfermagem prontamente realizou uma reanimação que restabeleceu a sua vitalidade.

Num segundo momento, evoluiu com desconforto respiratório. Desse modo, recebeu suporte ventilatório por meio de um ventilador mecânico manual. Após a sua estabilização, foi transportado de lancha até uma unidade neonatal em Macapá. Alguns dias depois, recebeu alta e, atualmente, encontra-se em casa com os seus familiares.

Outro bebê com 38 semanas de gestação, pesando 2.900 gramas encontrava-se "sentado" dentro do útero (postura conhecida como apresentação pélvica). A cesariana era a melhor opção, mas, devido à emergência do caso, foi realizado um parto vaginal.

Pela dificuldade do parto, o bebê não respirou ao nascer e seu coração também quase não tinha batimentos. Nova reanimação, suporte ventilatório e transporte de alto risco pelos rios que separam a ilha do Estado do Amapá.

Quando quis saber se era possível visitá-lo, alguém concluiu: "Ah, doutor! Esse bebê já está com a sua mãe há muito tempo! Deve estar em alguma casa na beira do rio, por esse interior...".

Foram três histórias de bebês reanimados e que, após terem sido transportados por via fluvial até Macapá, receberam alta hospitalar sem sequelas neurológicas e com muitas expectativas de vida.

A vida para esses bebês continuou no dia seguinte...

Duas sessões de treinamentos foram realizadas no segundo dia.

No saguão de entrada do hospital, uma linda garotinha corria por entre as cadeiras da recepção. Foi difícil convencê-la a ser fotografada por mim, mas, após alguns minutos de muita insistência, consegui registrar um tímido, porém, lindo sorriso!

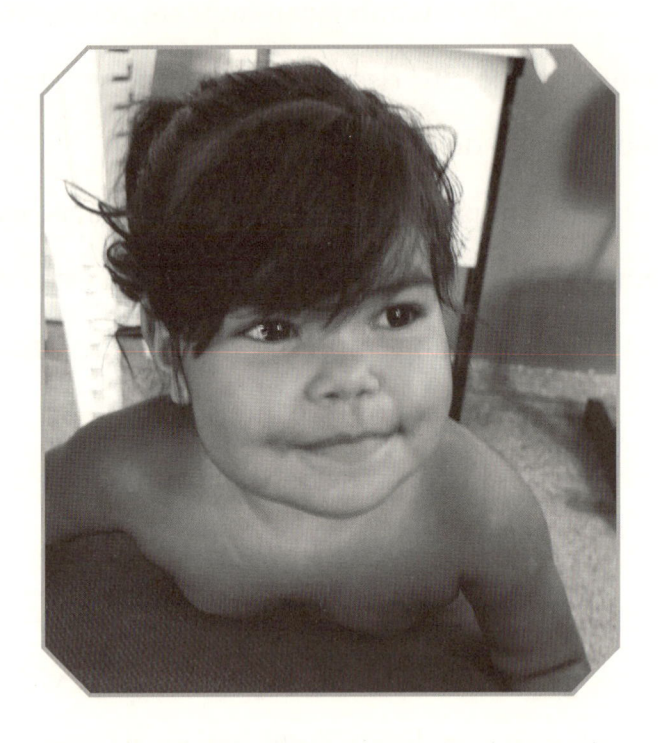

Utilizando-se a estratégia de atuar em conjunto com as equipes por meio de treinamentos de simulações realísticas no próprio ambiente de trabalho, foi possível perceber o quanto tudo ali havia melhorado, da estrutura da sala de parto à atuação dos médicos e enfermeiros.

No último dia do projeto, a programação era mais curta, pois havia uma previsão de embarcarmos de volta a Macapá ainda durante aquela manhã. Desse modo, faríamos apenas uma aula de encerramento com duas horas de duração para algumas considerações finais.

Em um momento da aula, fomos interrompidos por uma técnica de Enfermagem que anunciou o trabalho de parto de uma gestante com 30 semanas de gestação.

Nós estávamos em um espaço muito próximo à sala de parto, o que me deixou mais tranquilo.

Pedi que checassem todos os materiais necessários a uma reanimação e me prontifiquei a ajudar aquela equipe no momento daquele nascimento. E, assim, dei continuidade àquela aula.

Tudo, no entanto, aconteceu de uma forma muito rápida!

Minutos depois, a técnica novamente invadiu a sala informando que o bebê havia nascido e que não respirava.

Saí em disparada em direção à sala de parto. Os 12 participantes daquela aula também correram em minha direção.

Encontramos um bebê muito prematuro, com apenas 1.200 gramas em apneia e muito bradicárdico.

Rapidamente iniciei uma reanimação avançada e pude, naquele momento, contar com médicos e enfermeiros ávidos por salvarem a vida daquele pequeno paciente.

Após ser ventilado por máscara e intubado para que pudesse receber uma ventilação mecânica, realizamos um cateterismo umbilical para infusão de drogas e fluidos.

Diante da rápida intervenção, foi possível estabilizá-lo da melhor forma para que pudéssemos transportá-lo de lancha até uma unidade neonatal em Macapá.

Confirmada a vaga em um leito de UTI Neonatal, partimos da ilha após uma logística muito complexa para acomodá-lo na ambulância fluvial, também conhecida como "ambulancha".

O único meio de transporte permitido na ilha são as bicicletas. Desse modo, o transporte terrestre até o porto daquele município se deu por um veículo do Corpo de Bombeiros adaptado em duas bicicletas.

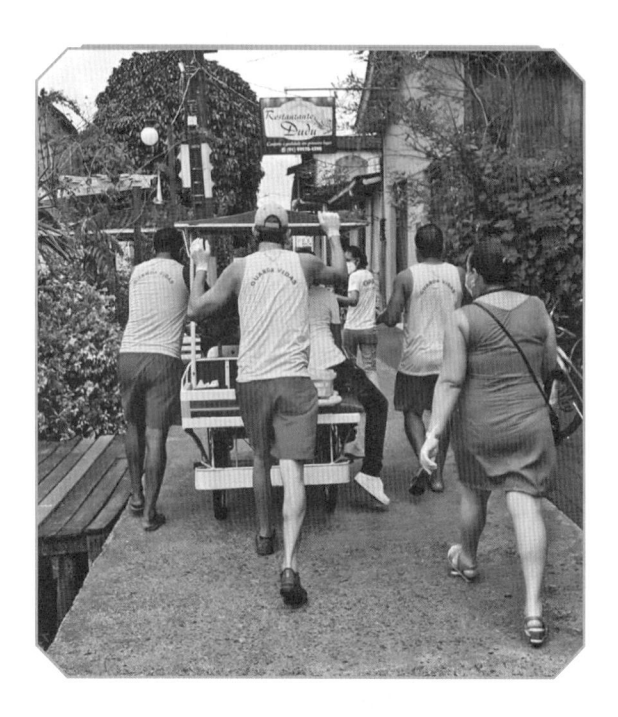

Além do bebê prematuro, sua mãe também foi levada na mesma lancha. Lorena, enfermeira que estava de plantão, me auxiliou naquele transporte de alto risco.

Foram três horas de travessia pelas águas do rio Amazonas e algumas intercorrências.

Realizamos correções de hipoglicemia e desidratação ao longo da viagem.

Em dois momentos, o condutor da lancha parou aquele veículo para a remoção de lixo, que prejudicava o funcionamento do motor.

A enfermeira Lorena, apesar de sua pouca experiência em transporte de pacientes graves, demonstrou muita responsabilidade e cuidado com aquele pequeno paciente.

À medida que a lancha se aproximava de Macapá, percebi um aumento da correnteza das águas daquele rio. Uma ambulância terrestre do SAMU aguardava a nossa chegada.

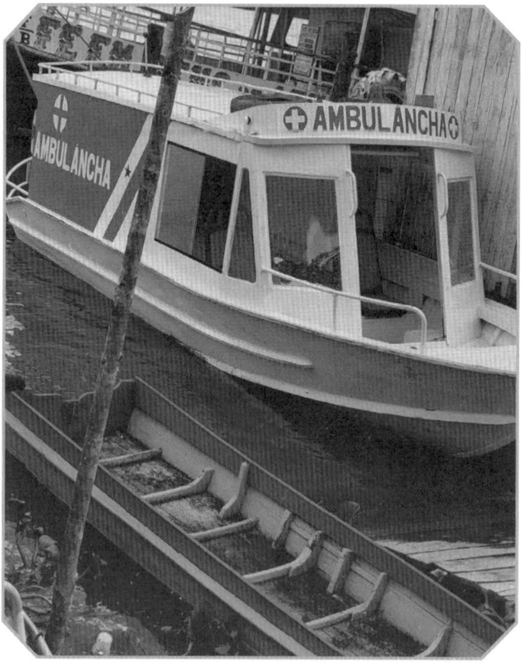
AMBULANCHA
AMBULANCHA

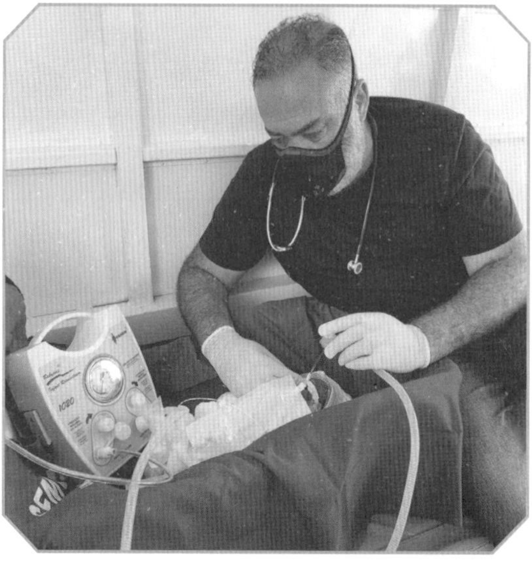

A correnteza do rio, no entanto, impediu que pudéssemos realizar o desembarque de uma forma tranquila.

A lancha batia com muita violência nas paredes de concreto daquele porto. Naquele momento, temi que aquela embarcação naufragasse. Enquanto Lorena segurava com muita firmeza aquele berço de acrílico, eu amparava a cabeça do bebê com a palma da minha mão para protegê-la de algum trauma, ao mesmo tempo que realizava a ventilação manual.

Um técnico do SAMU local conseguiu pular dentro da lancha e assim iniciamos a retirada do bebê.

Foi preciso desconectar a fonte de oxigênio, uma vez que não conseguimos acoplar um cilindro portátil devido à instabilidade da embarcação.

Com muita dificuldade, alcancei a proa da lancha e entreguei o bebê àquela equipe de transporte terrestre.

Em seguida, conseguimos saltar daquela embarcação. Nesse momento, sofri uma queda e uma contusão em um dos joelhos.

Os poucos segundos de ventilação sem oxigênio fizeram com que o bebê apresentasse uma apneia associada a uma bradicardia. Dentro da ambulância, realizamos uma massagem cardíaca e infundimos uma dose de adrenalina diluída até a reversão daquele quadro.

Com os batimentos cardíacos e respiração restabelecidos, seguimos viagem até a maternidade pública de Macapá.

Entregamos o bebê com vida à equipe de médicos neonatologistas da UTI neonatal. A enfermeira Lorena não escondia a sua emoção nesse momento.

Médicos, equipe de Enfermagem e fisioterapeutas daquela UTI garantiram com muita responsabilidade a acomodação do bebê em um leito improvisado.

"Inexplicável a sensação de dever cumprido!": Assim a enfermeira Lorena descreveu a sua atuação ao coordenador de Enfermagem de Afuá.

Algumas horas depois, ainda exausto, embarquei de volta para São Paulo.

No dia seguinte, logo pela manhã, conversei por telefone com a mãe do bebê.

Ainda debilitada, disse que o quadro do bebê era estável naquele momento!

Perguntei a ela se já havia escolhido um nome para o seu filho.

"Sim! Já escolhi. Ele vai se chamar Renato!"

Diante da honra pela homenagem e um sentimento de emoção muito forte, me lembrei do significado desse nome:

Re-nascer;

Re-nascimento;

Re-nato!

Aquele que nasceu de novo!

*Após cinco dias lutando pela vida, recebi a triste notícia de que o bebê Renatinho havia falecido na UTI Neonatal de Macapá.

Ao final dessa ligação, minha dor era a mesma sentida pelos pais da criança.

Este capítulo do livro já havia sido escrito quando soube de sua morte.

Apesar do triste desfecho, decidi preservá-lo sem nenhuma alteração.

"Eu só queria levar meu filho de volta para casa." Essa foi a última frase que ouvi em uma conversa por telefone com a mãe do Renatinho...

EM APENAS CINCO MINUTOS

Como apresentar ao Ministério da Saúde, em apenas cinco minutos, a história dos 479 bebês reanimados no sertão do Piauí?

Como conter a emoção ao descobrir, em apenas cinco minutos, sobre uma premiação pelo trabalho desenvolvido ao longo dos últimos anos?

Como entender as vendas esgotadas de um livro em apenas cinco minutos, após uma palestra sobre esse trabalho?

Tudo em apenas cinco minutos...

Em apenas cinco minutos, a convite do Ministério da Saúde, durante uma cerimônia alusiva ao mês da prematuridade, em novembro de 2021, eu deveria apresentar um depoimento sobre a qualificação da assistência neonatal em locais remotos do País.

Em apenas cinco minutos, sentado em um restaurante de São Paulo, fui comunicado pelo sr. Djalma Luiz Rodrigues, diretor executivo da empresa Fanem, multinacional brasileira pioneira na fabricação de equipamentos médicos e de laboratório, que eu havia ganhado o troféu Walter Schmidt 2021.

Em apenas cinco minutos, uma mesa repleta de exemplares do livro *Uma chance de respirar* foi esvaziada após uma palestra em um auditório para profissionais de saúde representantes de diversos hospitais do Estado de São Paulo.

Em Brasília, no auditório Emílio Ribas, localizado no andar térreo do Ministério da Saúde, tive o privilégio de apresentar um pouco do meu trabalho realizado na mesorregião sudoeste do Piauí para personalidades ilustres que estão à frente da saúde materno-infantil brasileira.

A apresentação se estendeu além do tempo proposto e foi como se todos os presentes não tivessem percebido o tempo se passando. A emoção de muitos se manifestou em lágrimas e sorrisos e a convicção de que eu havia tocado o coração da maioria daquelas pessoas fez-se evidente.

Em São Paulo, a convite da equipe Fanem, fui convidado para um jantar em um famoso restaurante da cidade. Em apenas cinco minutos após minha chegada, recebi um álbum que conta a história da premiação e do troféu Walter Schmidt.

Folheando aquele álbum tranquilamente, sem ter a mínima noção do que aconteceria nos próximos instantes, na última página, uma inesperada e grata surpresa: a revelação da minha premiação!

Em memória daquele que foi o pioneiro na medicina industrial no País, o troféu foi criado em 2002 como reconhecimento a personalidades que se destacaram por sua atuação no setor da saúde e na sociedade brasileira.

O médico e ex-governador de São Paulo, dr. Geraldo Alckmin, responsável pela expansão da rede hospitalar no seu período governamental, foi o primeiro premiado e a prof. dra. Conceição Aparecida de Mattos Segre, um dos grandes ícones da Neonatologia brasileira, foi a premiada em 2014.

Ainda sem entender a minha indicação para esse prêmio, no dia 17 de novembro de 2021, diante da presença de grandes amigos, recebi do sr. Djalma o troféu.

Receber essa premiação das mãos de um empresário de uma multinacional que se emociona com as condições de vida de um bebê do sertão do Piauí reanimado numa mesa fria, e que chora diante da luta pela vida de um prematuro intubado atravessando os rios da Amazônia em um barco é algo sensacional, cujo significado transcende o valor de qualquer troféu.

Poucas semanas após a premiação, fui convidado a realizar uma palestra sobre o meu trabalho desenvolvido no sertão do Piauí para profissionais de saúde das maternidades apoiadoras das políticas de humanização do Estado de São Paulo: maternidades da Rede Cegonha, maternidades da Rota dos Bandeirantes, Organização Social de Saúde (Cejam), Centro de Estudos e Pesquisa Dr. João Amorim, Núcleo Técnico de Humanização do Estado de São Paulo e Banco de Leite Lactare, além de alunos da Faculdade de Medicina e Enfermagem do Centro Universitário São Camilo.

Em um auditório lotado, fui aplaudido de pé e não contive a emoção.

Ao final da apresentação, em menos de cinco minutos, todos os exemplares do livro *Uma chance de respirar* foram vendidos.

O que mais poderia acontecer em apenas cinco minutos?

Quais outras emoções caberiam em tão pouco tempo?

Em apenas cinco minutos, o escritor José de Alencar se apaixonou!

Carlota foi o grande amor da vida do narrador do livro *Cinco minutos*, obra de José de Alencar, um dos maiores representantes do período romântico brasileiro. Em uma carta, o narrador conta com riqueza de detalhes como conheceu Carlota e se apaixonou perdidamente.

Ao se atrasar por cinco minutos, ele perde o seu ônibus.

Sem outra alternativa, pega outra condução e é nela que conhece o seu grande amor.

Tudo em apenas cinco minutos...

VIDAS QUE CONTÊM SONHOS

Quantas mortes de recém-nascidos poderíamos evitar ao redor do mundo? Quantos sonhos se esvaem logo após a morte de uma criança?

De acordo com o Fundo das Nações Unidas para a Infância, a Unicef, um número muito expressivo de mortes maternas e de recém-nascidos que ocorrem no mundo poderia ser evitado por meio de estratégias simples que garantam a vida, entre elas, as melhores práticas da assistência ao pré-natal e no momento do nascimento.

Tedros Adhanom Ghebreyesus, diretor-geral da Organização Mundial da Saúde, afirmou que "nos países em que se fornecem serviços de saúde seguros, acessíveis e de alta qualidade para todos, mulheres e bebês sobrevivem e prosperam".

Foi em 2011, após me tornar instrutor de reanimação neonatal pela Sociedade Brasileira de Pediatria, que vários estudos relacionados a assistência aos recém-nascidos em lugares pobres e remotos do mundo, sobretudo em países do continente africano e Ásia Meridional, despertaram o meu interesse.

Em certa ocasião, assistindo a um documentário sobre o assunto, vi um recém-nascido grave sendo transportado em uma carroça numa zona rural de um país africano.

Aquela aterradora imagem, naquele momento, pareceu muito distante da realidade vivida por um recém-nascido brasileiro, afinal, as estatísticas apontam que 98% dos partos na América Latina acontecem em ambiente hospitalar. Desse modo, no meu imaginário, um bebê brasileiro poderia contar, ainda que minimamente, com um transporte digno realizado por um serviço de atendimento móvel de urgência.

Mero engano!

Ao percorrer regiões remotas e prioritárias do nosso País, entendi que não seria preciso atravessar um oceano para ver de perto a mesma realidade hostil e miserável de uma região rural africana.

Eu ainda não conhecia os cantos mais remotos do nosso País...

Poucos de nós conhecemos essa realidade!

A luta pela vida de um recém-nascido prematuro grave em cima de uma carroça parece ser a mesma daquele bebê brasileiro transportado dentro de uma caixa de isopor, ou daquele bebê transportado em uma bicicleta até um porto, na esperança de cruzar um imenso rio por quatro horas em busca de um serviço especializado em Neonatologia.

E é dessa forma que cerca de 4.000 bebês continuam morrendo por asfixia no Brasil todos os anos!

A literatura aponta que a asfixia, causa de morte prevenível, é provocada por inúmeros problemas ocasionados durante a gestação, trabalho de parto e parto. A falta de oxigenação dos tecidos, causada pelo momento asfíxico, poderá levar ao comprometimento da perfusão de todos os órgãos, resultando em graves sequelas ou morte.

A morte que impede os sonhos...

Como prevenir a asfixia em um recém-nascido recepcionado em uma pedra de mármore, ou tendo que percorrer até 1.000 km de estrada em busca de um suporte de terapia intensiva?

Enquanto houver desigualdades sociais, é provável que as chances desses bebês sequer sejam discutidas amplamente por entidades e representantes governamentais.

"Para combater a pobreza, precisamos saber onde vivem as pessoas pobres", explicou Achim Steiner, administrador do Programa das Nações Unidas para o Desenvolvimento (PNUD).

Como conhecer, contudo, a realidade dessas "pessoas pobres"?

Estamos preparados e dispostos a percorrer centenas de quilômetros em estradas de terra por um sertão ou atravessar rios amazônicos por até 20 horas de percurso?

Definitivamente, é muito confortável discutir estratégias de prevenção de asfixia em comitês que se reúnem entre quatro paredes para abordar o problema.

Do mesmo modo, é muito confortável limitar-se à interpretação de gráficos, tabelas, coeficientes de mortalidade e, a partir desses estudos, construir teorias de salvamento.

A minha teoria de salvamento se faz nas imensas estradas desse país, nas travessias dos nossos imensos rios, nas longas horas de voo cruzando as nossas divisas.

Tem sido dessa forma que tenho contribuído para a assistência de recém-nascidos em regiões cujas populações ribeirinhas, indígenas e sertanejas pedem socorro!

Os gráficos desse meu estudo não são construídos na tela de um computador. Eles são construídos nos cenários reais dos locais de nascimento que impedem o direito à vida aos nossos recém-nascidos. São construídos por pessoas que, assim como eu, lutam pela transformação daquilo que parece ser imutável, a despeito das inúmeras dificuldades encontradas ao longo de todo esse percurso.

A doutora Mônica Pinheiro, médica neonatologista e diretora de um hospital público em São Paulo, ao ler o meu livro *Uma chance de respirar* e conhecer o trabalho que reduziu mortes no sertão do Piauí, muito emocionada, disse que o caminho para a mudança estava em "tocar" o coração das pessoas.

Gráficos e estatísticas não tocam o coração!

As histórias incríveis da luta dos profissionais de saúde, sobretudo enfermeiros, que conheci ao longo desse trabalho, assim como os relatos emocionantes de bebês que sobreviveram após terem tido condições dignas de nascimento são a minha colaboração para tocar o coração de todos aqueles que escolheram como profissão a área da saúde e o cuidado a pacientes tão vulneráveis como os recém-nascidos.

Nossos recém-nascidos são a expressão maior da vida!

Nossos recém-nascidos são as vidas que contêm sonhos!

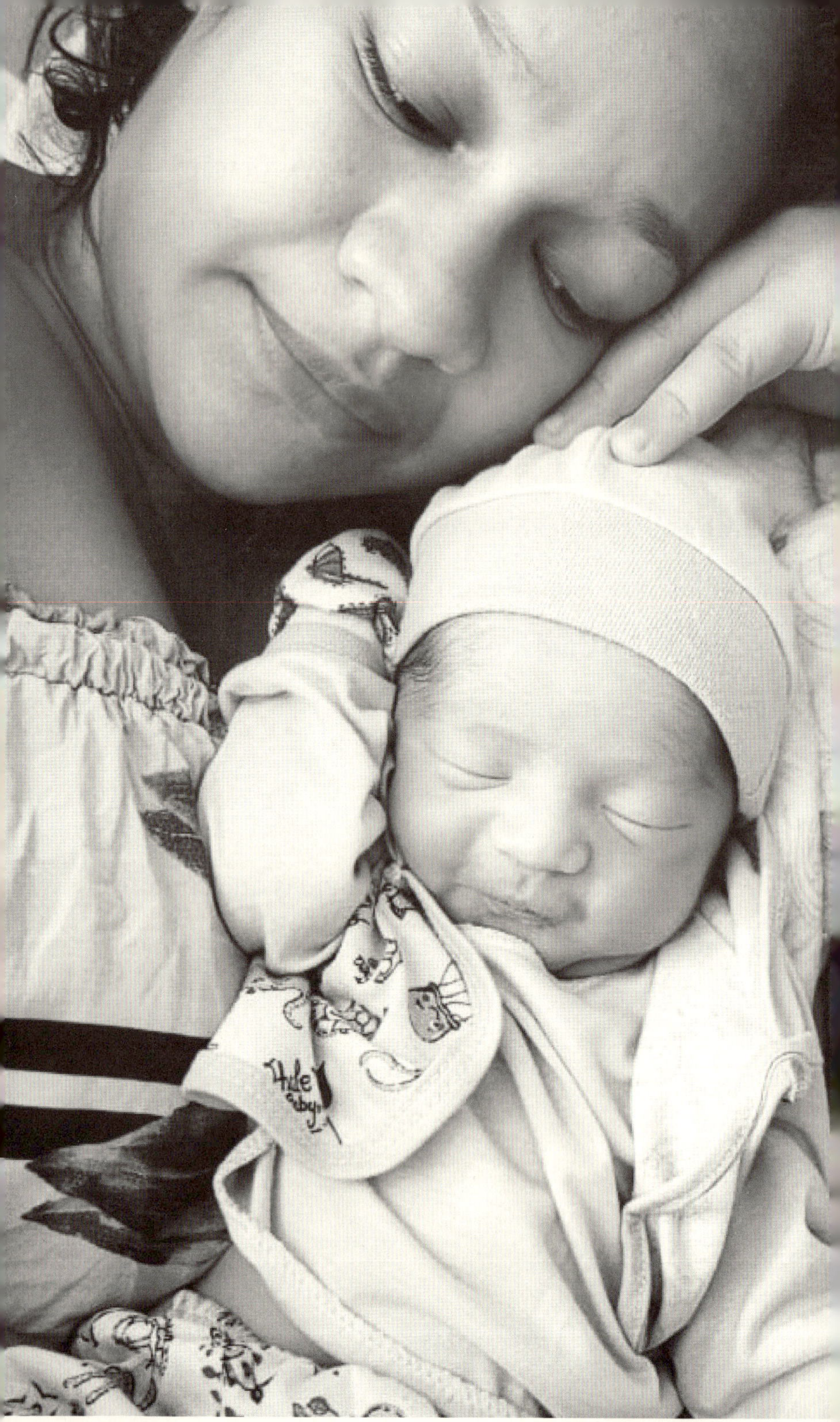

UMA PANELA DE FAZER CUSCUZ

> "Mamãe, vou pegar a vasilha
> pra fazer o meu cuscuz."

Após ter sido reanimado diante de condições muito precárias no município de Santa Inês e ter viajado por quatro horas intubado pelas estradas do Estado do Maranhão, Josué permaneceu 17 dias internado em uma UTI neonatal do município de Coroatá.

Durante todo o período de sua internação, mantive contato por telefone com a sua mãe.

Um áudio com a sua voz claramente emocionada relatou o primeiro momento em que Josué sugou o seu peito.

Alguns dias depois, um novo áudio anunciou a alta hospitalar.

O amor por esse bebê, relatado em conversas com os seus familiares, sempre me pareceu genuíno.

Retornei ao município de Santa Inês após quatro meses do seu nascimento. Nessa viagem, tive a oportunidade de visitá-lo.

A alegria de sua mãe emocionou a todos nós. Sua avó paterna me recebeu com um lindo sorriso e delicadas palavras de agradecimento.

O seu desenvolvimento neurológico me pareceu adequado para a sua idade, apesar de todo o sofrimento vivido naquela UTI Neonatal.

No quintal da casa, pude registrar a família reunida em um momento de celebração à vida do Josué.

Diante dessa linda e emocionante história, uma certeza...

Josué parece mesmo ter sido abençoado por ela... Santa Inês!

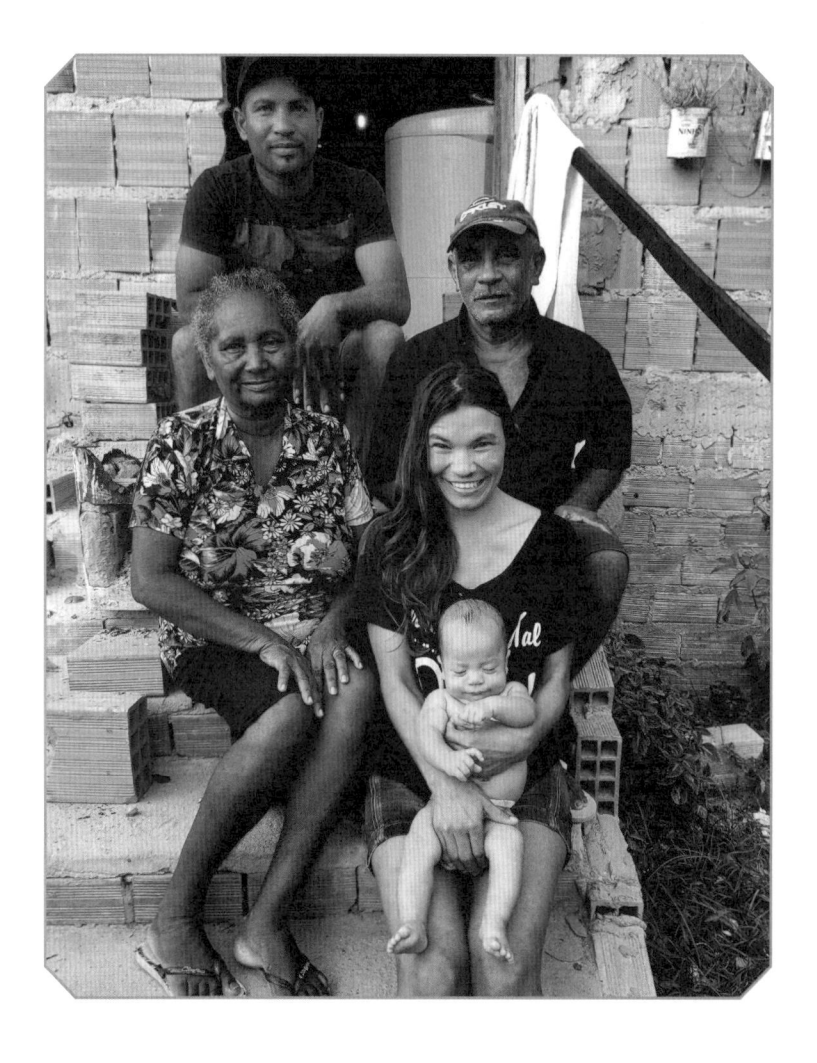

Durante a minha segunda passagem pela ilha de Afuá, localizada no Estado do Pará, em uma reunião com a equipe de Enfermagem do único hospital daquele município, conheci a história do pequeno Jhonatan.

"Doutor, o parto foi muito difícil! O Jhonatan não respirou quando nasceu e não apresentava nenhum movimento. Colocamos em prática todos os ensinamentos. Depois que ventilamos o bebê, ele voltou a respirar, mas com dificuldade. Usamos o ventilador e ele foi melhorando aos poucos. Fizemos a transferência para a UTI de Macapá. No barco, foi muito difícil, mas deu tudo certo. O bebê já teve alta. Acho que ele mora um pouco longe, em alguma casa na beira do rio."

No dia seguinte, localizamos a sua família.

Olhando fixamente para os seus olhos, me presenteou com um lindo sorriso!

Em uma conversa, perguntei à sua mãe sobre os seus sonhos para a vida do Jhonatan.

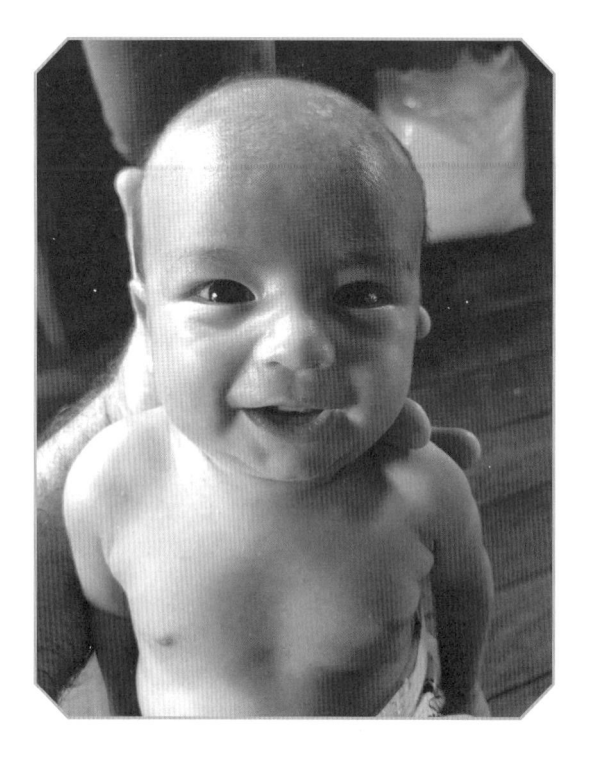

"Quero que o meu filho seja feliz, que brinque muito com as outras crianças, que aprenda a andar de bicicleta. Também quero que ele estude muito."

Os batimentos do coração do pequeno Jhonatan são a garantia da vida nos dias seguintes...

E que os dias seguintes sejam repletos de livros, brincadeiras, bicicletas, amor e muitos sonhos...

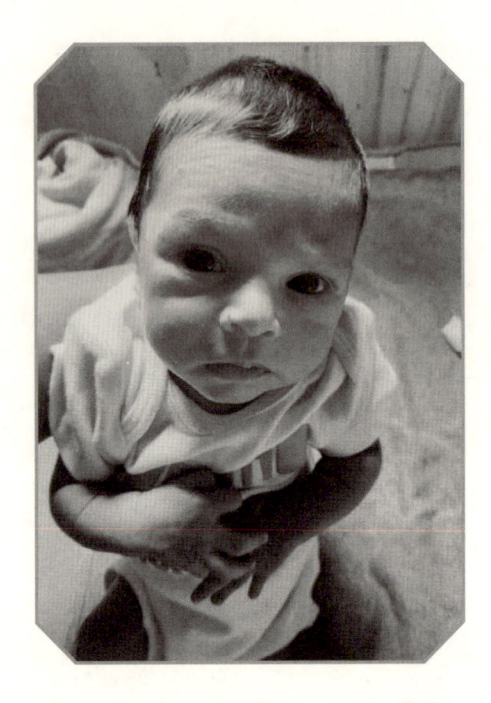

A caminho de Santa Inês, voltando da capital do Estado do Maranhão, São Luís, após realizar o transporte de um recém-nascido prematuro grave, o enfermeiro João foi comunicado que o filho do condutor da ambulância havia nascido após um parto prematuro de 34 semanas.

A equipe correu e chegou a tempo de instituir um suporte ventilatório ao Francisco que, rapidamente, evoluiu com um desconforto respiratório intenso.

Utilizando o ventilador mecânico instalado nesse projeto, a equipe de Santa Inês pode salvá-lo.

Era um domingo de muito sol em São Paulo. A distância, foi muito angustiante para mim orientar e acompanhar a trajetória do Francisco até uma Unidade Neonatal de São Luís.

Vinícius, técnico de Enfermagem que atua no serviço móvel de urgência, lutou bravamente pela vida desse bebê.

Acomodado em um leito de UTI neonatal, Francisco pôde respirar aliviado.

Assim como ele, todos nós respiramos aliviados!

Acompanhei, dia a dia, a evolução do Francisco até a sua alta, após 11 dias de internação.

Nas mensagens recebidas, o orgulho do Vinícius não cabia na tela do meu celular.

Ao completar um mês de vida, Francisco comemorou seu aniversário ao lado de sua família com um bolo coberto por chantilly e muitos confetes.

Ao receber as imagens da comemoração dessa data, lembrei que, em um período de apenas 90 dias após a primeira intervenção em Santa Inês, a equipe de profissionais de saúde conseguiu reanimar 29 bebês que necessitaram de ajuda para iniciar a respiração, dos quais 28 sobreviveram.

Vidas reanimadas! Vidas salvas!

"Parabéns pra vocês! Nessas datas tão queridas..."

E assim, nossas vidas se preencheram com a alegria desses 28 "felizes aniversários"...

Todos os dias, ao acordar, Nicolas vai logo para a cozinha, atrás da panela de fazer cuscuz.

Sempre muito animado, pede gentilmente à sua mãe que prepare o seu café da manhã: "Mamãe, vou pegar a vasilha pra fazer o meu cuscuz".

Adora ir ao supermercado com os seus pais. Gosta de colocar as compras no carrinho e também organizá-las no armário da cozinha.

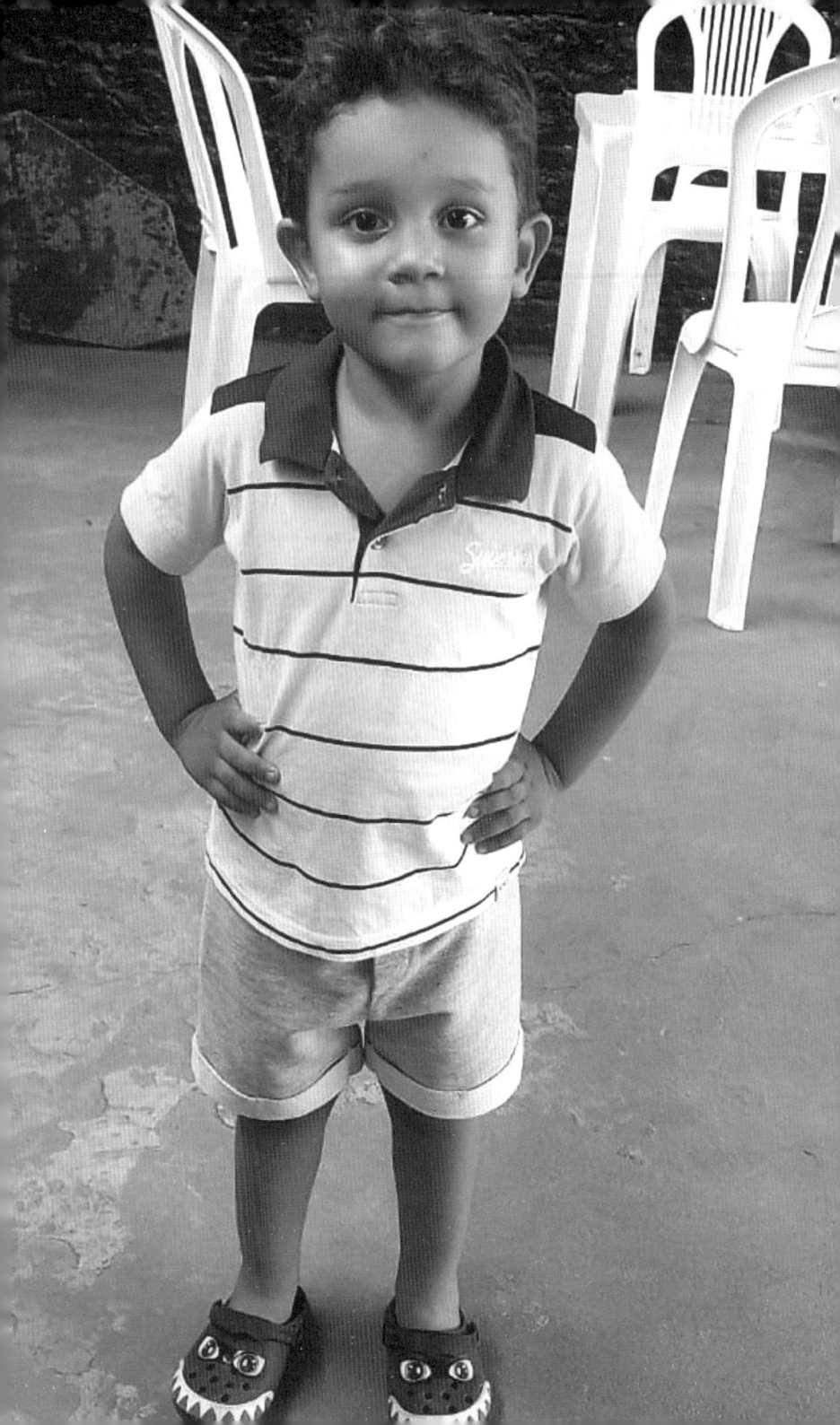

Sempre que vê sua mãe varrendo a casa, oferece ajuda. Quando o irmão fica doente, sempre quer medicá-lo.

Atualmente, aos quatro anos de idade, Nicolas tem seus dias preenchidos pelo amor de sua família.

Em Uruçuí, localizada no sertão do Piauí, durante a pesquisa de campo do meu doutorado, recebeu uma reanimação avançada após nascer sem respirar e com poucos batimentos cardíacos.

A transformação daquela sala de parto transformou a vida do Nicolas e de sua família.

Naquele dia, após reanimá-lo, eu também me transformei! E me reanimei...

A garantia de que a vida do Nicolas continuou nos dias seguintes preencheu a minha vida de sonhos.

Os mesmos sonhos que me mantêm fortalecido e que me levam às regiões mais remotas e prioritárias do nosso País.

Ao longo de toda essa minha trajetória, o combate à desigualdade tornou-se o meu maior intento.

> "É necessário ter amor pela vida para o prosseguimento vigoroso de qualquer intento."
> (Samuel Johnson)

A paixão pelo ser humano me move!
Definitivamente, sou um médico sem divisas...
Incansavelmente, um médico sem fronteiras...

REANIMADOS

Confira cenas da vida continuando no dia seguinte...

Acesse o QR code abaixo:

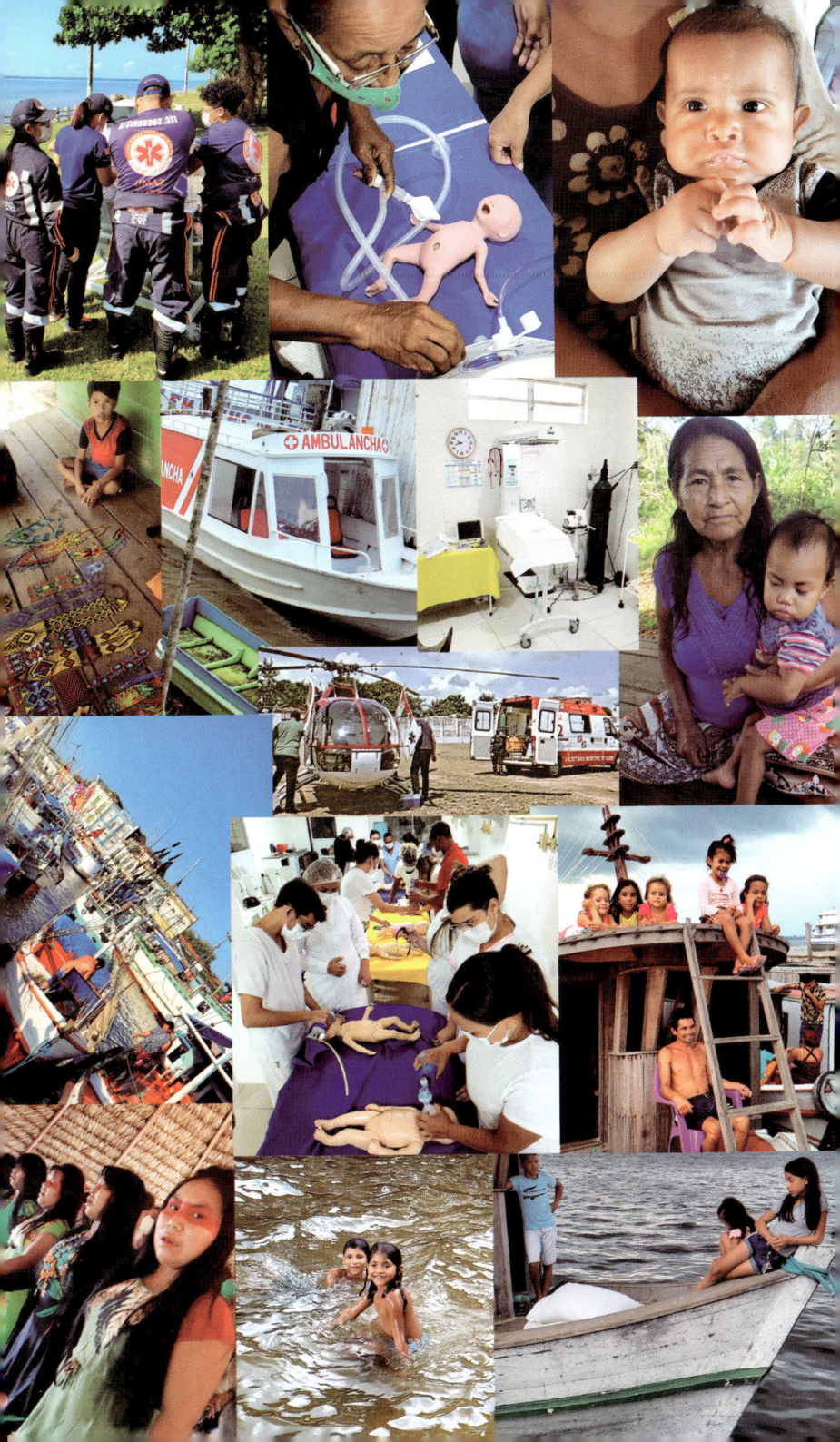

ME AJUDE A RESPIRAR SO QUERO VIVER MAIS UM POUCO

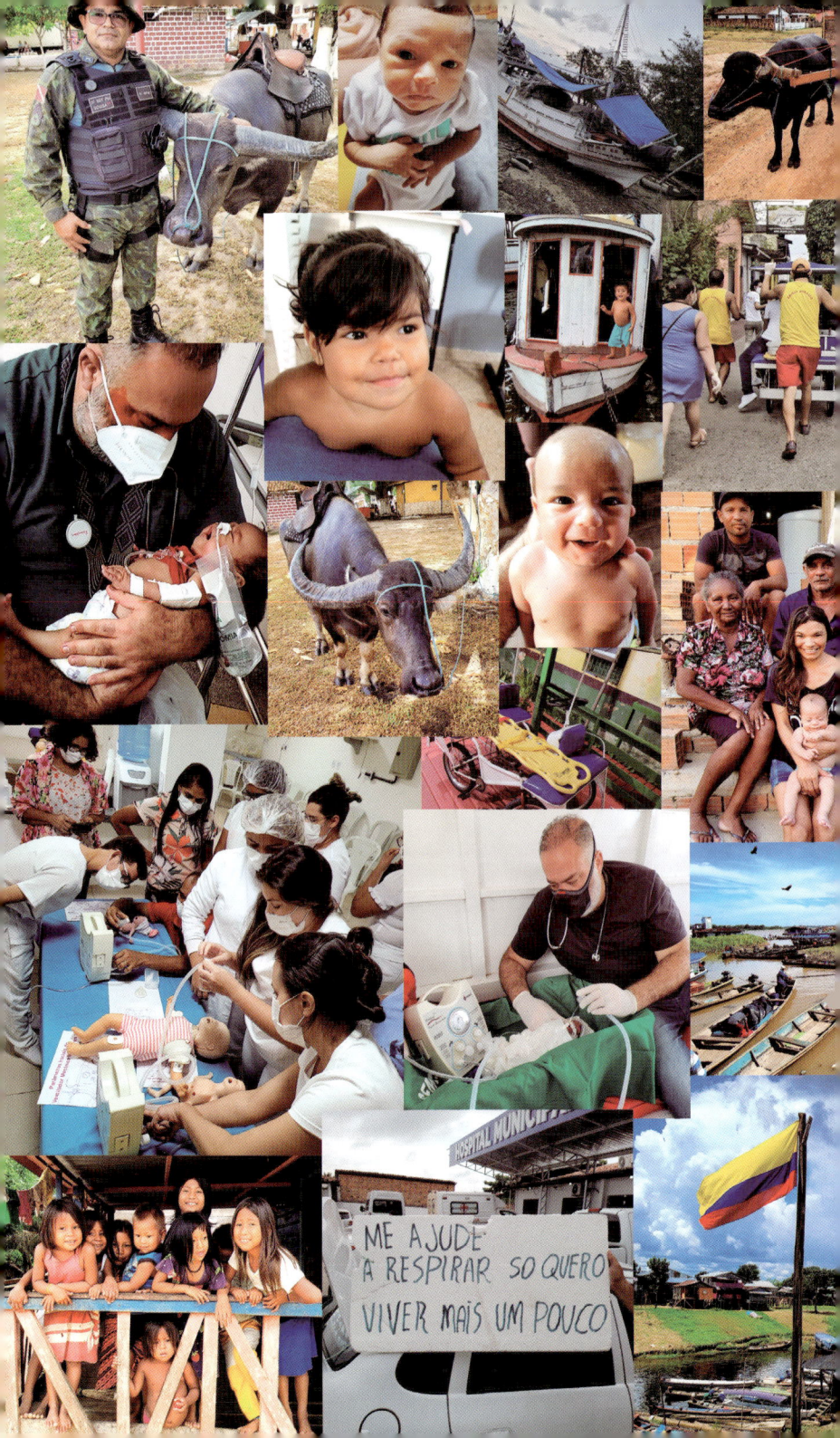

Saiba mais sobre o trabalho e palestras realizadas pelo Dr. Renato Lima.

Acesse o QR code abaixo: